我战胜了癌症

僕は、死なない。
全身末期がんから
生還してわかった
人生に奇跡を起こす
サレンダーの法則

〔日〕刀根健◎著

霍锦淑◎译

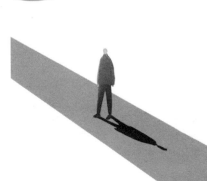

北京科学技术出版社

郑重声明

本书的内容仅供参考，本书作者的建议不能替代正规医院的治疗，您应该在运用本书所述的方法前咨询医生，因本书相关内容造成的直接或间接的不良影响，作者和出版社概不负责。衷心希望每一位患者都获得康复。

BOKU WA, SHINANAI.
Copyright © 2019 Takeshi Tone
All rights reserved.
Original Japanese edition published in 2019 by SB Creative Corp.
Simplified Chinese translation rights arranged with SB Creative Corp., Tokyo
through Eric Yang Agency Co., Seoul.
Simplified Chinese translation rights ©2023 by Beijing Science and Technology Publishing Co., Ltd.

著作权合同登记号　图字：01-2022-6921

图书在版编目（CIP）数据

我战胜了癌症 / （日）刀根健著；霍锦淑译 . —北京：北京科学技术出版社，2023.6
（2024.1 重印）
　　ISBN 978-7-5714-2976-8

Ⅰ . ①我… Ⅱ . ①刀… ②霍… Ⅲ . ①癌 - 治疗 Ⅳ . ① R730.5

中国国家版本馆 CIP 数据核字（2023）第 054106 号

策划编辑：刘浩哲	电　话：0086-10-66135495（总编室）
责任编辑：崔晓燕	0086-10-66113227（发行部）
责任校对：贾　荣	网　址：www.bkydw.cn
图文制作：北京瀚威文化传播有限公司	印　刷：河北鑫兆源印刷有限公司
责任印制：张　良	开　本：889 mm×1194 mm　1/32
出 版 人：曾庆宇	字　数：192 千字
出版发行：北京科学技术出版社	印　张：10.625
社　　址：北京西直门南大街 16 号	版　次：2023 年 6 月第 1 版
邮政编码：100035	印　次：2024 年 1 月第 2 次印刷
ISBN 978-7-5714-2976-8	

定　价：59.00 元

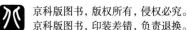

这是对从 2016 年 9 月 1 日开始，
到 2017 年 7 月 20 日的 323 天里，
发生在我身上的奇迹的全记录。

目录 · C O N T

第一部分

死亡宣告、斗争、败北，

然后生还

E　　*N*　　*T*　　*S*

目录 · *C*　　　*O*　　　*N*　　　*T*

目录 · C　　　O　　　N　　　T

第二部分

癌症教会我的事

创造人生奇迹的归敬法则

第一部分

死亡宣告、
斗争、败北，
然后生还

1 命运之日

"您患的是肺癌。"

2016 年 9 月 1 日，我的人生被彻底改变了。

我来到东京的一所大学附属医院，从狭窄又稍显昏暗的走廊进入诊室，身着一袭白衣的医生正坐在那里等我。

"您好，我是您的主治医师，我姓挂川。"

这是一位五十多岁的男性，双眉间有几道深深的皱纹，面带一副沉闷的表情。

"您好，我是刀根。"

"嗯……关于检查结果……"

掛川医生用淡淡的语气，字斟句酌地向我说明我的 CT 图像的状况。

"这是您的左肺，这个地方有一块直径为 1.6 厘米左右的阴影，这块阴影正好在锁骨的下方。还有左肺和右肺分开的地方，正好在气管的分叉处，这里也很可疑。"

他所指的分叉处呈现出不祥的红晕。

"所以，我们通过内镜检查了您的左肺阴影和肺部的气管这两处。"

"内镜？就是把一根管子从嘴里伸进气管的那个检查是吧？"

我一下回想起了那次堪称折磨的检查。

"是的，根据检查结果，您这两个地方都需要治疗。"

"治疗？您的意思是……"

"您患的是肺癌。"

"可我的身体平时非常好，我每天都会做运动……"

"是的，没有症状的患者大部分都有这种情况。"

"是这样吗？"

"是的，至于您的情况，原发病灶在这里。"他指着左肺的阴影。

"因为原发病灶在左肺，所以转移必定要经过血管。"他的指尖在 CT 图像上移动。

他的意思似乎是说，左肺是原发病灶，气管分叉处是转移后的结果。

"血管的旁边有淋巴，癌细胞通过血管和淋巴向全身扩散。现阶段不仅仅是肺部长了肿瘤，且癌细胞已经转移到淋巴了。"

"您是说已经转移到淋巴了？"

掛川医生皱着眉点了点头，继续往下说着。

"然后，还有，根据PET-CT检查……"

"还……还有？"

"这里能看到一块绿色的部位。"

他的指尖指着CT图像中我胸前的肋骨下方，那里散发着淡淡的绿光。

"这里有点……"

"有点什么？"

"您有没有类似背部疼痛的症状呢？"掛川医生好像有些难以开口似的继续说道。

"没有。"我有种不好的预感。

"现阶段，根据PET-CT检查结果来看……请您看看这个。"他切换了显示屏的画面，我越发有种不好的预感。

"您的病情很有可能继续恶化。"掛川医生抬眼看着我说。

"恶化？"

为了再次强调，掛川医生开始向我解释："刚才说的是左肺门的淋巴，然后癌细胞通过淋巴，已经进一步转移到了胸骨。"

"胸、胸骨？"我慌了。

"另外，从 CT 图像上来看，您的右肺中有很多白色的条纹，所以您的右肺可能也……"

"您的意思是已经转移到右肺了吗？"

"是的，所以根据 PET-CT 检查结果来看，您现在的病情有两种可能。第一种，如果只转移到淋巴的话，您的病情可能已经发展到 3A 期了。"

"是 3 期对吧？"

"是的。第二种是，如果淋巴和胸骨都有转移的话，那就是 4 期。"

"4 期……那就是晚期是吗？"

"是的，可能是 3A 期或是 4 期，但从检查结果来看，4 期的可能性应该更大一点。"

"哦……"我失去了组织语言的能力。

"从现在的情况来看，您不需要做手术或者接受放射治疗，这些都是局部治疗，您必须进行抗癌药物治疗。"

"我知道了。"

"现阶段，我们国家医保可以报销的抗癌药物主要有两大类：细胞毒类抗癌药和分子靶向药物。这两类药又分为很多种类型，比如有供治疗初期使用的，有用于临床试验的，也有因为患者产生了耐药性，需要在治疗后期多次更换的药物，等等。"

"原来分这么多种啊。"

"是的，但在服用抗癌药物之前，我们还是希望您先进行基因检测。"

"基因检测？"

"一方面，基因检测可以帮我们更加详细专业地确定您的病情；另一方面，我们需要根据遗传基因的变异程度来为您选择合适的药物。因为每个人的基因来自父母，是独一无二的，且属于个人隐私，所以我们不能随意进行检测，否则可能导致个人信息的滥用。"

"嗯，我了解了。"

"所以，在您知情同意后，我们才能开始检测您的遗传基因。"

"好的。"

"那么请您看一下这份文件，然后在上面签字。"

我在他递过来的文件上签了字。

"我的病，会发展得很快吗？"

"目前还无法确定。不过，考虑到您是因为偶然的机会检查出来的，并且癌细胞已经扩散到淋巴和胸骨，应该会继续发展下去。"

"5 年的存活率是多少？"

"如果按 4 期的情况来看，存活率有三成。"

"三成……"

"只是有这种可能，但是服用抗癌药会提高存活率，根据用药的不同，治疗结果也会有差异。"

"您确定不用做手术,比如肿瘤切除手术什么的?"

"不用做。"掛川医生回答得毫不犹豫。

"做手术也无济于事吗?"

"不是无济于事,而是最好不要做。"

"那是为什么?因为会给身体造成负担吗?"

"是的,因为您的肿瘤已经扩散至淋巴系统,有可能血管里也有肿瘤,所以要视病情的发展阶段而定,有时手术结束后依然需要进行抗癌药物治疗。"

当天回去后,我把患癌消息告知我的父母时,父亲屡次问我:真的不用做手术吗?他非常希望我能接受手术,可能手术是最能让他放心的吧。

"您最好不要一开始就做手术。"掛川医生继续对我说。

"应该先从使用抗癌药物开始吗?"

"没错。"

"如果不采取任何治疗手段的话会怎么样?"

"目前可以预想到的是,您会出现一些症状,比如胸骨会开始疼痛。"

"另外,因为您的淋巴转移瘤靠近气管一侧,所以您可能会出现咳嗽的症状。"

"我现在时不时就会咳嗽。"

"因病导致的咳嗽是停不下来的，不会像现在这样只是偶尔咳嗽。"

"……"

"如果病情继续发展下去，胸腔会积水，导致呼吸困难，所以您最好还是接受抗癌药物治疗。"

"如果不治疗的话，我还能活多久？"

"嗯……这个期限很难确定。我虽然不能十分肯定，但从这个月算起，三个月内可能就会出现一些症状了。"

"也就是说到今年11月份左右，身体就会变得有些异常是吧？咳嗽不止或者胸闷之类的。"

"是的，所以还是建议您进行药物治疗，而且越早治疗越好。"

"但是……这真是糟透了……"我不禁小声说。

"我希望您能乐观一点。"

"不过，我会活下来的，一定没问题。"我自言自语道。

"就现阶段来说，病情控制的进展会根据您使用抗癌药物的不同而有所不同。另外，患者在用药时可能会产生并发症和副作用，如果并发症已经严重到不能再继续使用抗癌药物的话，病情控制的进展也会发生变化。如果没有出现并发症和副作用，据我所知，抗癌药物一般需要服用九到二十个月，不过这只是平均数据，还会根据不同患者对用药的不同反应而有差异。比如患者先尝试用某一种药九个月，接下来再使用另外一种药十个月，像这样用不同组合的药物来控制病情。"掛川医生低声道。

"抗癌药物是口服的吗？"

"有口服的也有注射的。"

"但我平时不抽烟也不喝酒，也有做适量运动……怎么会得癌症？"

"是这样的，您可能会想：这世上还有那么多做了坏事的人，为什么偏偏是我？但这件事没有答案，谁都不知道原因，不吸烟的人也有可能得癌症。"

"您知道我的病是从什么时候开始出现的吗？"

"这个，说实话我并不清楚。"

"网上说我这个病的病情恶化得会比较慢。"

"这是存在个体差异的。"

"4 期……我应该怎么和家里人说？左肺、右肺和胸骨三处地方都有肿瘤，也许淋巴和血管里也有小的肿瘤，是这样吧？别的地方呢？我不是做了 PET-CT 检查吗？"

"根据现在的检查结果来看，肿瘤转移最远的地方应该是右肺，还有胸骨。"

"那其他的地方呢，比如肝脏之类的？"

"目前看上去没有问题。"

"目前没有问题是吧？"

"是的。"

"进行抗癌药物治疗时有必要住院吗？"

"应该是需要住院的。"

"大概需要住多长时间？"

"这个要看用哪种药了，但最短也需要两周。"

"两周啊……用药会导致脱发或者头发变白吗？"

"药物可能会产生脱发的副作用，但是头发毕竟总会长出来的。"

"是啊，跟健康比起来，头发又算得了什么呢？"我露出苦涩的笑容。

"除此之外还有更加严重的副作用，我也希望您再慎重考虑一下。肺癌本身是很难治愈的，所以不管怎么说，控制病情恶化很关键。说实话，完全治愈的概率只有不到两成。"

"但这样也还是有两成人在活着，不是吗？"

"是的，话是这样说，但在那能活过五年的人中，有人是经历了痛苦挣扎才迎来了第六年，有人是平安无事地迎来了第六年。所以即便一直在接受治疗的患者活到了第五年，也并不意味着他马上就能停止治疗。"

掛川医生叹息着，像是要打破我渺小的希望似的，将画面切换成了我脑部的磁共振图像。

"这是您的脑部图像，没有转移到脑部真是万幸。"

"最近感觉说话有点不利索，看来这是我的错觉了。"我松了口气，笑了笑。

"还需要做个遗传基因检测吧？"我问。

"可以用之前在内镜活检时采集到的细胞做检查，所以不需要再做遗传基因检测了。还有一件事，我们正在进行另一项检测，检测您的遗传基因中是否存在名为表皮生长因子受体（epidermal growth factor receptor，EGFR）的遗传基因，如果存在，也就是结果呈阳性的话，治疗中就能使用针对该基因的分子靶向药物。如果 EGFR 遗传基因变异呈阴性，我们下一步将检查您的间变性淋巴瘤激酶（anaplastic lymphoma kinase，ALK）遗传基因，如果是阳性，也可以使用针对 ALK 基因的分子靶向药物。"

"我知道了。"

"这项检查大概需要十天左右，您下次能在 12 号，也就是周一过来吗？或者是 15 号，周四来也可以。"

"虽然差了三四天，我的死期应该不会因此而提前吧。"我开了个苦涩的玩笑。

"您不用担心。"掛川医生依旧皱着眉，并没有笑。

"那就 15 号吧。"

"15 号上午十一点半可以吗？"

"可以。"

掛川医生啪嗒啪嗒地敲击着眼前的键盘。"已经预约好了。"

"谢谢。这期间我有什么需要注意的吗？"

"不用，您像往常一样就行。"

有位年轻的实习医生一直待在这间诊室里，他全程用悲伤的
眼神看着我，大概是不知道应该对我说什么吧。但他的存在却让
我感到很不自在，也许是感觉自己被他当成了确诊肺癌 4 期的患
者病例了吧。

＊　　＊　　＊

离开诊室，穿过昏暗的走廊，古旧的长椅上坐着许多正弯腰
咳嗽的人。

"咳咳咳……"无休无止的咳嗽声传入耳朵。肺病患者都是这
么咳嗽的吗？我感到眼前的世界冰冷而单调，这和进入诊室前的
感受截然不同。

离开医院坐上电车的一瞬间，我突然再也无法保持冷静，掏
出手机上网搜索肺癌每个阶段的存活率时，才发现自己的手在
发抖。

肺癌 4 期的五年存活率只有不到 10%，一年存活率是 30%，
和掛川医生说的不一样，是因为他顾虑着我的心情吗？照这么推
算的话，一年之内，死亡率为 70%……

我的眼前一片黑暗。

"您患的是肺癌。"

2016 年 9 月 1 日，

我的人生被彻底改变了。

② 不能死

"怎么样？"

打开门，出现的是董事长充满担忧的脸。

"请您不要太惊讶，我是4期。"

"什么？不会吧！"

我的职业是培训讲师，我所在的公司负责向企业和政府部门提供培训课程，课程内容以心理学知识为基础，目的是提高客户的沟通力和领导能力。虽然公司员工不多，但自创立以来已经有近三十年的历史了。董事长是一位女性，在大约十年前，也就是上一代董事长兼创始人卸任后，她成了现在的董事长。

"真的吗？诊断结果真的没错吗？"董事长的眉毛因为担心皱

成了八字形。

"大概是吧……又是 CT 又是 PET-CT 检查的，我看得都要烦了。"

"但您平时不是很健康吗？每天也会去健身房锻炼身体。"

"是啊，我也是这么想的，我自己完全没感觉，而且我今天精神也不错。"

"是吧？我也觉得您一直很精神。"

"但没想到竟然是肺癌 4 期，我也不敢相信。"

"是啊……"

"但是没关系，我一定会痊愈的。"

"没错，您一定会痊愈的。"

"谢谢。"

"我去问问身边了解癌症治疗情况的人，因为工作的关系，我认识很多医生护士朋友。"

"那真是帮大忙了。"说完，我像泄了气的皮球似的，一屁股坐回到自己的座位上。明明一直坐的都是这把椅子，却不知为何感到很不舒服。

我必须要做些什么，不能任由癌症这样继续发展下去。像是被什么催促着似的，我无法冷静，虽然打开了笔记本电脑，但什么也没看进去。

对了，现在不应该是在公司工作的时候，能改变这种局面的只有自己。从现在到下次复诊前的这段时间里，我不能什么都不做，干等着。我绝不是坐以待毙的人，必须自己做些什么，做些现在力所能及的事。于是我对董事长说：

"董事长，目前属于我负责的培训课程我都会继续完成，请问能不能允许我从明天开始不定期上班？我想去查查相关的抗癌治疗方法，如果有可行的方法，我想立即开始行动。"

"嗯，没问题，只要不耽误工作就可以。"

"谢谢您，非常感谢。"我数次深深鞠躬。

那时，一个想法在我脑海中浮现。大约在两个月前，我参加与心理学相关的研讨会时，曾体验过一种叫作"自强法"的治疗方法，这是一种通过让身体自由地活动来达到治疗身体疾病的方法。在当时仅仅十分钟的体验过程中，我之前一直有的心律不齐的毛病基本缓解了许多。此外，研讨会上的讲师曾说过，他父亲患脑梗时也尝试了这个方法，几天后症状就缓解了很多。

如果能治愈脑梗的话，说不定也能治愈癌症……

我迅速找出当时讲师给我的名片，拨通了名片上的电话。

"您好，几个月前，我在研讨会上体验过您的治疗方法，今天能去拜访您吗？有些事情想向您咨询。"

"啊……您参加了那个研讨会啊。您可以来，正好我今天下午有时间。您知道我的事务所的位置吗？"

"知道，您的名片上写了地址，我可以找到位置。"

"好的，那我等您。"

挂断电话后，我对董事长说要去一趟自强法的事务所，董事长当时也一起出席了研讨会，她欣然同意："是啊，那个方法可能不错，您去吧。"

"那我走了，之后我再跟您联系。"我飞奔出了公司。

*   *   *

我换乘电车，在距离自强法事务所最近的一站下了车，边看着手机地图边朝事务所走。不可思议的是，在我看到事务所所在建筑的那一刻，竟有种似曾相识的感觉。

"欢迎光临。"走出来迎接我的是一位很有风度的老人。

"我是东京地区自强法的负责人，我叫土岐。"老人礼貌地递上名片。

我把从今天早晨开始的经历简短地向他描述了一遍。

"原来如此，这可真是糟糕。我虽然还没听说过自强法治愈癌症的事例，但让我们来试试看吧。"土岐先生用怜悯的目光望着我。

"谢谢您的帮助。"

"我们来确定一下日程吧。因为我需要提前做些准备，可否请您在 9 月 17 日到 9 月 19 日这三天到我这里来？"

"好的，那就拜托您了。在这段时间里有什么需要注意的吗？"

"您平时就尽量有意识地扩张胸腔，加深呼吸。"

"这样啊，我知道了。"

和土岐先生交谈时，一段记忆突然在我脑海中浮现。对了！我确实来过这里！也来过这个房间！没错，那是1996年还是1997年的事了。我正好从当时的公司辞职，是一位熟人带我过来的。

"土岐先生，我刚才一直有种以前来过这里的感觉，您知道小川女士吗？"我说了那位熟人的名字。

"小川啊，我认识她。"

"我记得她曾经带我来过这里。"

"是吗？您曾经来过吗？"

"是，那时我也和您说过话，我记得当时您好像还留着胡子……"

"是这样啊！我也总觉得和您不是第一次见面。小川女士来这里大概是在二十年前，所以那个时候我们就已经见过了，真是有缘啊。"土岐先生充满感慨地点点头，微笑着说。

"能有这么奇妙的缘分，就意味着事情会顺利的，您的病一定能好。"

"我也有同感。"

"对了，我以前曾经卖过一些对身体很好的矿物质……"土岐先生一边说，一边递给我一个装满灰色粉末的塑料袋。

"市面上要卖8000日元（人民币约415元），送给您了。"

"谢谢您！"

离开自强法事务所，我动身前往下一个地方。

在每天白天完成培训讲师的工作之后，晚上我还在葛饰区的真部拳击馆做教练。我负责指导三位职业拳击选手的日常训练，每天都和他们一起朝着冠军的目标努力训练着。

踏上通向拳击馆的楼梯，耳边传来拳击馆独有的声音，是击打沙袋和拳击球发出的重低音。这些是我之前习以为常的声音，今天听来却有几分新鲜感。

"刀根先生，情况怎么样？"刚进入拳击馆，真部馆长就担心地问。

"唉，我自己也不敢相信，是肺癌 4 期。"

"不会吧！"真部馆长睁大了眼睛，一时失语。

"但是，我一定会痊愈的，一定会痊愈后再回到这里。"

"一定会的，要把不可能变成可能，这种气势是必不可少的。"

是的，在拳击的世界里，有太多的人做到过那些看似不可能的事。虽然抗癌和拳击不属于同一类事物，但我也要做那个挑战不可能的人。

"所以我有个不情之请，我想在治疗告一段落之前，先暂停拳击馆的工作。虽然这个月大平和工藤还有比赛训练需要我来指导，但由于事发突然，我真是非常抱歉。"

"没关系，请您以治疗为重。我来负责大平和工藤的训练，我也会督促长岭训练。"

真部馆长承诺会照看我负责的选手。在我和真部馆长交谈的过程中，选手们都陆续到了拳击馆。

"今天我被查出患有肺癌，据说是 4 期。肺癌一共有四个阶段，第 4 期是最后一个阶段。所以非常遗憾，我不能再担任你们的教练了，也不能在赛场边作为助手和辅导教练给你们加油和提供指导了，抱歉。"

"您在说什么呢，您别担心我们，去忙自己的事吧。在今后的训练中，我也不会忘记您之前的教导，为了您，我一定会赢下比赛，证明给您看的。"大平鼓励着我。

为了掩饰眼中的泪水，我仰起了头。

"谢谢。"

* * *

我踏上了回家的路，今天真是发生了很多事，但有一项最重要的任务还没完成。

我该怎么跟我的妻子说？

其实我们夫妻之间总是存在着沟通不顺利的情况。因为培训工作和拳击馆的训练，我每天都很忙，差不多晚上十点才到家，然后一边看着电视新闻，一边匆匆把妻子做的饭一扫而空，再洗个澡，最后在十二点左右钻进被窝，这期间和妻子几乎没有什么太多的交流。妻子本身就是话不多的人，甚至算得上沉默寡言。她性格温和稳重，不太擅长和人沟通，所以我们之间的交流也经常是我在说话，她做些回应。

妻子偶尔会小声地自言自语。

"如果重来一次，我可不会结婚。"

"不想照顾任何人，只想做自己的事。"

"真想一个人生活。"

虽然我每次就算听到她说的话，也不会在意，但妻子这些偶尔流露出的情绪，还是在我心中的一角扎下了根。

听到检查结果，她会是什么样的反应呢？会不会只是轻描淡写地"嗯"一声？又或是会追问我"那我该怎么办？"还是会责怪我"那钱呢，孩子们的学费怎么办？"种种场景逐一在我脑中掠过。

我打开家门走进去，妻子正在厨房准备晚饭。

"我回来了。"

"回来了啊，医生说什么了？"妻子担心地回过头。

"你可别被吓到，是肺癌 4 期。"

"什么？！"

眼看着泪水从妻子的眼中滚落，我轻轻拥抱她颤抖的身体。

我绝对不能死，绝对不可以死……

能改变这种局面的只有自己。

从现在到下次复诊前的这段时间里，

我不能什么都不做，干等着。

我绝不是坐以待毙的人，

必须自己做些什么，

做些现在力所能及的事。

3 死亡的恐怖

我关了灯，盖上被子。

真是漫长的一天……没想到啊，竟然是 4 期……

我眼前浮现出挂川医生的脸，他语气淡淡地宣判。

"您患的是肺癌。"

"非常遗憾，是肺癌 4 期，也就是肺癌晚期。"

"且有继续恶化的可能。"

脑海中闪过手机的画面"一年存活率为 30%，五年存活率不到 10%……"

明年我还活着的概率有多少？五年后我也许就不在了吧？

挂川医生的话在我脑中反复回响。

"非常遗憾，您患的是肺癌 4 期，晚期。"

我突然意识到一件重要的事。

我会死！我竟然会死！

掛川医生阴郁的表情充斥着这个漆黑的房间。

"中晚期肺癌不能做手术。"

"已经转移到淋巴了。"

"非常遗憾，胸骨里面也已经有转移瘤了。"

我该怎么办？

我不想死，我不想死，我不想死！

恐惧已经完全俘获了我。

死后会变成什么样？

死后就不能再思考了吧？

死后我的灵魂会消失吗？

消失了会怎样？

消失？我，会消失吗？！

"说实话，如果不经过实际治疗，便很难预估抗癌药物的效果。"

"只能通过服用抗癌药来提高存活率。"

可怕，太可怕了。

我会因为癌症死去吗？

我害怕死亡！

为了消除恐惧，我在心里大喊：不，一定能治好！一定能治好！我绝对会活下去！

像是要否认我的想法似的，掛川医生的话在我脑海中继续回响着。

"肺癌本身是很难治愈的。"

我竭力反驳。

闭嘴！我会活下去！消灭癌症！我绝对不会死！

对死亡的恐惧，顷刻粉碎了我徒劳的意识抵抗。

"不可能的，治疗只能延长你的生命而已。"

"你已经没有别的办法了。"

死，死，死，我会死！我会死的！

我想和妻子一起变老。

我想看到妻子满头白发的样子。

我想看到孩子们长大成人，步入社会。

我想亲手抱抱孙子。

我想与家人共度更漫长的岁月。

我想多和家人在一起。

我想与家人说更多的话。

我想和家人一起去更多的地方。

眼泪夺眶而出。

为什么，为什么这些都成了奢望？！

这世上做了坏事的人，不是还有那么多吗！

为什么是我！这不公平！

除了我之外不是还有很多人吗！

为什么偏偏是我！

不要！我不想死，我不想死！

在我的脑海中，有什么声音在呼啸着，心脏剧烈跳动，脉搏加速。在一片无尽的黑暗中，有什么东西抓住了我，想把我拖入黑暗的深渊。

不要！不要！不要！

我徒然地抵抗，最终还是滚落下无底的深渊。

我不想死！好可怕！

我抱着头，在被子里面翻来覆去，陷入黑暗的囹圄中无法挣脱。夜晚好像没有尽头，我在漆黑的房间里痛苦挣扎。

睡不着，这样怎么睡得着！

当我挣扎在恐惧中时，阳光透过窗户照进了室内，我这才发现已经是早上了。最终，我彻夜未眠。

我在明亮的室内边揉眼边想。

如果到了晚上，那种感觉还会再来吗？夜晚真是可怕……

能安然入睡的日子之后还会有吗？

我想和妻子一起变老。

我想看到妻子满头白发的样子。

我想看到孩子们长大成人，步入社会。

我想亲手抱抱孙子。

我想与家人共度更漫长的岁月。

我想多和家人在一起。

我想与家人说更多的话。

我想和家人一起去更多的地方。

4 下定决心

次日，我从家出发，目的地是另一所大学的附属医院。

事实上，我的病之所以能被查出，完全是出于巧合。2016 年 3 月，我在体检中被查出心律不齐，经过进一步检查，我的心律不齐属于房颤的一种，心脏很可能会产生血栓和血块，进而引起心梗和脑梗，所以我计划在 2016 年 9 月进行心脏手术治疗。为了进行手术的前期准备，我在 2016 年 8 月 2 日做了心脏的 CT 检查，当晚医院就打来了电话。

"您的肺部有阴影，可能是肿瘤。"

我的心脏主治医师松井医生让我在 8 月 9 日再对肺做个详细的 CT 检查。

"可能是肿瘤，但别担心，肿瘤并不大，应该能做手术摘除。如果要做手术，最好找一位名医。我找找看有没有像黑杰克^① 那样的医生，然后帮你给那家医院写一封介绍信。"

松井医生是个友善而开朗的人，为了不让我害怕，他特意说了这番话。尽管他所在的大学附属医院本身就有呼吸科，但他还是给我介绍了东京的另一所大学附属医院，这才有了前面我去那所医院并确诊了肺癌 4 期的事。

由于得知了肺癌的结果，我想更改心脏的治疗计划，所以我预约了次日——9 月 2 日去找松井医生。

我一进诊室，松井医生就担心地问。

"情况怎么样？"

"唉，最坏的结果，是肺癌 4 期。"我回答。

"什么？真的吗？"松井医生十分震惊，他那本来就圆的眼睛瞪得更圆了。

"是的，医生说已经转移到淋巴和胸骨了。"

"不会吧……"

"只能用抗癌药物来维持生命……"我一时语塞。

松井医生接着我的话道："其实我妻子的父亲也患了肺癌，因

---

① 手冢治虫于 1973 年创作的漫画《怪医黑杰克》中的主人公。没有行医执照，而且总是索要巨额的医疗费，但他高超的手术技巧却无人能及。

为他说后背疼所以带他去了医院，但发现时也为时已晚了。医生说他是肺癌晚期，只剩下一年的时间。我们在他的饮食和生活上下了很多功夫，最后他还是去世了，但比医生预计的时间活了更久，精神也很不错。"

"这样啊。"

"像我们循环内科、心内科的很多患者，当被送到医院时就已经没有意识了，所以他们没有多余的时间自己去做调查和尝试治疗方案。如果心脏停止跳动，那死亡也就是一瞬间的事了。"

"嗯，确实是这样。"

"大部分的心脏急症患者甚至来不及和家人道别就去世了。相对来说，癌症患者有更充裕的时间去做各种调查、尝试各种治疗方法。如果有时间，患者就能做很多事，有更多可能性。"

"是啊，至少我还有时间和家人道别。"

松井医生看着我的眼睛，坚定地说："没问题的，你会康复的。"

这是我最想从医生那里听到的话。

"医院就是治愈疾病的地方。"松井医生继续道。

我的视野模糊了，泪水慢慢涌出。为了不被发现，我抬头看向上方。

"等肺部的病情被控制住之后，再开始心脏的治疗吧，这样安排最合理。先把肺治好，然后是心脏。"松井医生干脆地说。

"刀根先生，加油啊。"松井医生紧紧地握了握我的手。

我恐怕一生都无法忘记那时的松井医生，是他把勇气带给了陷入绝望中的我。这也许就是真正的好医生吧。

* * *

在得知肺癌 4 期结果的当天傍晚，我的父母也匆匆赶来我家。

"这是真的吗？"母亲的话里充满担忧。

"嗯，真的，是根据 CT 和 PET-CT 检查得出来的结果。"

"不能做手术摘除肿瘤吗？"父亲把之前在电话里问过的话又问了一遍。

"不能，我问过医生了，医生说不推荐做手术。"

"真的吗？医生真的这么说？"

"嗯，医生确实是这样说的。"

"不行，你下次去的时候再问一下，我觉得能做手术是最好的。"

"不是的，医生说因为已经转移到了淋巴和胸骨，做手术也没有多大意义，反而会加重身体负担，所以最好不做手术。"

"不对，不对，也许医生是这么说的，但如果肿瘤越来越大，那最好还是全部切除吧。我还是觉得做手术比较好，你再问问医生吧。"父亲很顽固。

从我记事起，我和父亲之间的对话就一直是这样，我们像两条永不相交的平行线。印象中父亲几乎从来没有接受过我的意见，也从来没有试着去理解过我的感受。

"知道了，我再问问吧。"

听了我的话，父亲放心般地点了点头。

"下次去是什么时候？"母亲问。

"嗯……9 月 15 日吧，两周之后。"

"这期间有什么需要注意的吗？"父亲问。

"医生说没什么需要特别注意的，但反正我也不能再像以前一样放肆生活了，我想做点我能做的事。"

"能做的事？"

"比如调整饮食、改变生活习惯，还有再多读读书，多了解一些癌症知识总是好的。"听了我的回答，父亲点了点头。

"丽子，你还好吗？"母亲关心地问妻子。

"我没事，您放心吧，我会和健一起努力的。"妻子露出了笑容，这也给我增添了几分信心。

"谢谢，真的谢谢你，我知道你会很辛苦，但还是拜托你了。"母亲眼中有些泪意，妻子也红着眼眶点头。

"饮食上你想怎么做？"父亲问我。

"我查了些资料，首先要多吃蔬菜，还要戒掉肉类，之后我会再去查查相关营养品的。"

"这些真的有用吗？为了营养还是不要不吃肉吧。"

"不是的，吃肉好像不利于癌症患者，有很多书里都这么写，我也已经开始这么做了。"

"但是……"

"您就让我自己决定吧。"我打断了父亲的话，父亲也没有再说什么。

自从在 2016 年 8 月 9 日那天做了 CT 检查，被松井医生告知有患癌症的可能后，我在饮食上做了大幅度的调整。每天早晨我都要喝 1 升以上的果蔬汁，里面包含卷心菜汁、生菜汁、胡萝卜汁、苹果汁等，而且不吃一切肉类。虽然才开始不到一个月，但我能感到自己的身体变得更加轻盈了。

"那，继续加油吧。"父母对我说道，然后忧心忡忡地离开了。

* * *

在被确诊肺癌之后，我开始不断地购买癌症患者们所写的书。为了活下去，最好的方法就是从成功抗癌多年的人身上找到活下去的方法。只要是我能做的事，我一定会努力去做，我一定要找到生机。

我所买的抗癌的书，讲的都是肿瘤全身转移的患者们的真实故事。《死过一次才学会爱》（*Dying to Be Me*）讲述的是作者艾妮塔・穆札尼患淋巴癌后奇迹般活下来的故事。《疗愈之旅》（*The Journey*）讲述的是作者布兰登・巴斯成功治愈了一个篮球般大小肿瘤的故事。还有凯莉·透纳所著的《癌症完全缓解的九种力量》（*Radical Remission: Surviving Cancer Against All Odds*），这本书中收集了对抗癌多年的患者们的采访，详细记录了他们从饮食到治疗的方方面面，其中重点强调的是心态的调整，这对我的参考价值很大。我一本接一本贪婪地阅读着，这些书中的抗癌斗士们大多没有在意医生给的存活时间，而是自己努力寻找各种治疗方法，凭借着现代西方医学中没有的方法奇迹般地活下来。

即使我遇到了最糟糕的情况，哪怕医生没有给我提供治疗癌症的办法，我也可以试一试这些书中介绍的方法。我的心中涌起一股勇气，既然有人通过这些方法战胜了癌症，那我也可以做到。

在读《癌症完全缓解的九种力量》时，我看到了一篇关于日本抗癌多年的患者的采访文章，故事的主人公名叫寺山心一翁，他是日本一位非常有名的抗癌斗士。这时我才突然想起，我曾读过他写的《消失的癌症》一书，并且就在几年前，他通过了我在脸书（Facebook）上发送的好友申请。

我迅速打开电脑，在好友列表中查找他的名字。

找到了！寺山心一翁先生。我想见见他，不，是必须要见。

我急匆匆地在对话框里编辑信息。

"寺山先生，感谢您一直以来在网络上发布的关于癌症的文章，这些文章对我的帮助很大。这次跟您联系是有事相询。就在昨天，我被查出患有肺癌 4 期，所以如果方便的话，我非常希望能和您见面交谈。非常抱歉在百忙之中打扰您，但如果不同您联系，我实在是坐立难安。如果您能考虑抽时间和我见面，我将不胜感激。"

当天我就收到了回复。但看到开头的文字，我十分惊讶。

"您患了癌症，而且是肺癌 4 期，这真是个绝好的机会，祝贺！"

祝贺？患癌症难道是件值得祝贺的事吗？我完全无法理解，但还是继续读了下去。

"如果您能够坦率承认患癌是因为自己所造成的，那您就能找到战胜癌症的方法。在找到方法之前，即便模仿其他癌症患者也无济于事。因为只有自己清楚自己生病的成因，也只有自己才知道什么样的治疗方法更适合自己。请充分调动起您身体内部的自然治愈力，这才是真正的医生。遵循您所相信的道路吧，您一定会痊愈的。"

没错，我一定能痊愈！但是，祝贺我得癌症还是不必了……

我立即报名参加了 10 月 4 日开始的由寺山先生举办的患者互助会。

夜晚入睡时，恐惧再度袭来。那个晚上，我依旧没能入睡。

"大部分的心脏急症患者

甚至来不及和家人道别就去世了。

相对来说，

癌症患者有更充裕的时间

去做各种调查、尝试各种治疗方法。

如果有时间，

患者就能做很多事，

有更多可能性。"

5 生存的开端

次日，9月3日，我和妻子两个人去了家附近的陶板浴店①。因为以前听说过陶板浴对癌症治疗有很好的作用，幸运的是附近就有一家店，开车只需要二十分钟左右。

我们推门进去，在前台办理手续。

"我听说陶板浴对癌症治疗很有效果……"我和前台那位温柔的女士交谈。

"是的，大家都说非常有效，也有很多癌症患者到我们店里来。

---

① 陶板浴是一种能够对身体深处进行温和加温，同时让神经放松的超尖端生物科技产品。在日本是癌症患者用以保养身体的热门方法之一。

请恕我冒昧，您是患者吗？"那位女士问，可能是看我很有精神，所以她会有点怀疑吧。

"嗯，是肺癌 4 期。"

"啊？可您看上去状态很好啊，您是什么时候确诊的？"

"我想想，是前天，9 月 1 号。"

"就在前天吗？"

"嗯，我自己也不敢相信。"

"这真是……"她红了眼眶，没说下去。

我也被她的情绪感染，拼命忍住要流下的眼泪。

她重新打起精神对我说："您的内心很强大啊，一般人在确诊癌症之后的一两个月内情绪都会低落，什么事都不想做。"

"哪里，我内心一点都不强大，只是没有别的办法了。"我掩饰般地笑了笑。

"夫人也是，想必您也很不容易吧？"

"是啊。"妻子礼貌地微笑。

"在我们这里，癌症患者一张票可以使用两次，分别在早晨和晚上使用。如果您有时间，请一定早晚都过来。给身体加温对癌症的治疗很有帮助，我们的客人中有一位胃癌 4 期的患者已经康复了。"她的手指向的墙上有一张海报，上面写着治愈成功的案例。我读了一遍，发现这位患者确实是只凭陶板浴就治好了胃癌 4 期。

我下定决心也要接受陶板浴治疗，等我康复之后，关于我的海报也要出现在这面墙上。

想到这里我又有了动力。我不会输的！输给癌症？怎么可能？！我绝对会战胜它的！

我换好衣服走进浴室，浴室里铺着深棕色的陶板，地上排列着木质挡板，挡板之间是供客人躺着的地方。我铺好浴巾躺下，感受着热度从地面一点点地渗出来。

据介绍，地板的温度约为 50 摄氏度。因为铺了浴巾，所以并没感到温度有那么高。这些陶板有特殊的涂层，房间里充满负氧离子。虽然室内有些昏暗，但仍能感觉到空气是清新干净的。

"请深呼吸，让充满负氧离子的空气充分进入您的肺里。"

我按照前台那位女士的话，大口大口地吐气，再让空气自然地进入身体里，虽然吸入的空气稍稍有些热，但是身体充满了能量。我看向身边的妻子，她也正躺在那里。我一边深呼吸，一边感受着此时此刻的幸福。

我想起最近读的某本书中写道，癌细胞在 42.5 摄氏度就会迅速死亡。

那就让身体升温，杀死肿瘤！

我把自己左胸处患有肿瘤的地方朝下，贴近地板，感受着热量源源不断地涌来。过了大约三分钟，汗水开始从我的额头上滴落。治疗肿瘤的过程一定更痛苦吧，区区这种程度我可不会认输。到了和它比耐力的时候了，我绝对不会输的。

我在心里默默给自己打气。

消灭，消灭，把肿瘤通通消灭，一个也不留。癌细胞，给我等着！去死！癌细胞！通通消灭！

在做陶板浴的这四十五分钟时间里，我持续给左胸加温。离开浴室的时候，虽然感到有些疲惫，但这种程度连拳击训练时的疲惫都比不上，对我来说完全不成问题。

"您感觉怎么样？"前台的女士担心地问我。

"非常舒服，我接下来每天都会过来，麻烦您多关照。"

"好的，请一定过来，非常欢迎。"

互相道别之后，我和妻子两人坐上了车。

"你感觉怎么样？"我问妻子。

"很不错，陶板浴对治疗癌症应该会非常有效吧，家附近有这么个地方实在太好了。我平时要上班，可能不能每天陪你过来，但能来的时候我尽量会和你一起的。"

"谢谢你，我决定以后每天早晚都去做陶板浴。"

"嗯，那样很好。"

*   *   *

夜晚又来临了。

今天也不能入睡吗？

关了灯，熟悉的恐惧感再次袭来。因为白天有其他的事情要做，这可以帮助我分散注意力，不需要直接面对这种恐惧，但是每当在夜晚上床入睡的时候，恐惧感就会突然来袭。

我不想死，我不想死……

好害怕，我害怕死亡……

这样的睡眠状态已经持续三天了，每天都这样身体吃得消吗？

但也正因为已经持续了三天，自己稍微能变得冷静一点了。

我突然意识到：把自己心中这股横冲直撞的恐惧感发泄出去不就行了？

作为一名培训讲师，我负责的课程是以心理学为基础的，所以也多少了解一些这方面的知识。如果通过喊叫和击打等类似行为来发泄情绪，心中的不快多少能被排泄出去，内心也可以稍微获得一些平静。

于是，我立即用力把脸埋进枕头里，然后张大嘴，像是要将在身体中横冲直撞的东西吐出去一样。

呜哇！！

啊——！

最初，我发出的声音都是嘶吼声。

为了减小声音，我将自己蒙在被子里，把脸埋进枕头大声叫喊。

哇——！！！

不要——！！！

发出的喊叫声像打开了一道闸，一句句完整的话也随之脱口而出。

我不想死，不想死，不想死！！！

不要，不要，不要，不要，不要，不要！！！

为什么是我，为什么是我，为什么是我，为什么是我，为什么是我！！！

可怕可怕可怕可怕可怕可怕，太可怕了！！！

枕头已经被泪水和唾液浸湿，但我没有理会，继续大喊着。

不要，不要，不要，不要，不要，不要！！！

不想死，不想死，我不想死！！！

啊——！！

我不想——！！

不知道喊了多久，我的嗓音变得嘶哑，身体也变得软绵绵的，手脚乏力，仿佛用尽了全部的力气。

感觉好像有一团巨大的黑色阴影从我的身体离开了一样，我很快便陷入了沉睡。

从那天开始，不眠之夜再也没有造访过我。

我不会输的!

输给癌症?

怎么可能?!

我绝对会战胜它的!

6 和新疗法相遇

虽然确诊了肺癌 4 期，但我却没感到身体有什么不舒服的，除了声音变得有些沙哑之外，并没有其他明显的不适感。也许正因为如此，我对患有肺癌 4 期这件事并没有太切实的体会。在接下来的一周内，我在家继续完成着之前落下的培训工作。

9 月 13 日那天我去了一家中医诊所，因为之前把确诊癌症这件事告知了相交十年的好友难波，他马上联系了我。

"我知道一家中医诊所，你一定得跟我去！"

我非常感激他。据难波所说，那间中医诊所接诊过好几个患不同癌症的人，他们后期的恢复效果都还不错。我和难波约好在银座车站见面，会合后再一起去那家诊所。

"我可真不敢相信，没想到你居然会得癌症。"

难波是一位正骨医师，之前我因为打拳击落下了颈部疼痛的毛病，所以经常到他那里治疗。

"是啊，我也吓了一跳，而且还是 4 期。"

"没事，你一定会好的。这里的医生很厉害，来这儿你就放心吧。"难波对我笑了笑。

进入诊室，一位女医生正在等着我们。

"这是给我治过病的医生，沙良医生。"难波向我介绍道。

"您好，难波跟我说起过您。"沙良医生温柔地笑了笑。

"您好，我是刀根。"

寒暄过后，我立刻把这几天发生的事简要地说了一遍。

沙良医生听了我的话后，问道："刀根先生，您觉得您为什么会得癌症？"

我因为读过很多与癌症相关的书，所以当即能想到一些原因。

"我觉得……是因为生气，我是个非常容易生气的人，经常因为一点小事就发脾气。"

看到一旁的难波露出有些意外的表情，我又补充道："我虽然很少对周围人发脾气，但是我在看电视的时候经常会生气。"

"您是为什么生气呢？"

"因为政治，或者是新闻之类的事而生气，听上去很愚蠢吧？竟然因为这些事得了癌症，真是自作自受。"我自嘲道。

"其实，在东方医学的阴阳五行中，有一种这样的说法，情绪会给身体带来负面影响，刀根先生对此有了解吗？"

"我不是很了解……"

"不过，阴阳五行认为怒气伤肝，可您患的是肺癌，对吧？"

"是的。"

"肺对应的情绪是悲伤。"

"悲伤？这我就不知道了，如果是愤怒的话，我还是可以理解的，毕竟我总在生气。"

"那让我给您诊断一下吧。"

沙良医生把她的左手放在我的脉搏上，开始给我诊脉。

"您的左胸上方的确是淤塞的，您身体中的气体流动也比较迟滞。"

诊断记录上绘着人体图，沙良医生在人体图中的左胸处画了一个黑色的圈，对应的正是我的CT图像上显示的肿瘤的原发部位。

"肿瘤是在这里吧？"

"您说的没错，就是这里。"

沙良医生笑了笑，开始在人体图上画线。

"您的胸骨下方水滞不通，肩膀下方气滞不畅，脏腑虚弱，全身寒凉。不过这倒没什么关系，因为本来我听到您是癌症4期的时候，还以为情况会更糟糕一些，但您还没到那么严重的程度，所以是能治好的。"

治好？这正是我所期盼听到的。

"您可以试试中药。"

沙良医生开了两味药分别是"抑肝散加陈皮半夏"和"苓甘姜味辛夏仁汤"。

"您的肺很干燥，所以请多吸点热气。"

"吸热气？"

"是的，您在喝茶或者喝热水的时候，请用鼻子将冒出的热气深深地吸进身体里，而且您的下颚也很紧张，所以要记得时常做按摩放松。"

"下颚啊……可能是因为我以前经常练拳击。"我反射性地摸了摸下巴。

"难怪，您总是习惯性地咬牙吧？这可不好。久而久之，下颚的肌肉会变得紧张僵硬，所以必须要放松，让我来给您按摩一下吧。"

医生揉了揉我的下巴，很痛，轻轻碰一下都痛。

"您看，肌肉太紧张了，我会教您几种按摩方法，您平时可以照着做。无论如何请让您的整个身体，包括下颚都放松下来，另外，记得每天泡个热水澡。先从这些开始做起吧。"

我与沙良医生预约了下个月的问诊，随后便离开了诊所。

*　*　*

走在银座的街头，内心感觉很奇妙，世界上竟然还有这么多我不知道的事，我竟闻所未闻。

没错，治疗可不仅限于大医院，还有无数条路可走，我绝对会找到合适的方法的，大不了把所有听说过的、有用的方法全部试一遍。如果不知道究竟哪一种方法对自己有效，那就只有不断地尝试了。这样一点点地增加可能性，前路一定是光明的。

好的，那就试试看，实际行动起来吧。

我暗暗下定决心，握紧了双拳。

我绝对会找到合适的方法的，

大不了把所有听说过的、

有用的方法全部试一遍。

如果不知道究竟哪一种方法对自己有效，

那就只有不断地尝试了。

这样一点点地增加可能性，

前路一定是光明的。

7 绝望和临床试验

时间到了 9 月 15 日，今天是要去找掛川医生进行二次诊断的日子。

上次去医院的只有我一个人，这次妻子和姐姐也同我一起，我希望妻子能够对我的病情有一个正面的了解，于是我们三人踏上了前往东京的那所大学附属医院的路。等了很久后，终于叫到了我的名字，我进入诊室，这时已经超过预约时间两个多小时了。

"今天想和您聊聊今后的治疗方案。"掛川医生一如既往地皱着眉，一副心情不好的样子。

"稍等，因为今天我的妻子和姐姐也来了，能不能麻烦您再跟她们说明一下我的病情？"我提出了请求。

"好的，我知道了。"掛川医生点头，把上次对我说的话又详细地向我的妻子和姐姐解释了一遍。

"不能做手术吗？比如切除肿瘤呢？"姐姐问医生。

"不推荐做手术，手术会让身体更虚弱，现在最重要的是为今后的治疗尽可能地保存体力。由于癌细胞已经转移到刀根先生的淋巴和胸骨了，即便通过手术取出肺部的肿瘤，别的地方也还是会继续出现肿瘤的。"

"我明白了。"姐姐好像已经接受了医生的意见。

"非常遗憾，刀根先生是癌症 4 期。"

"您上次说只能通过服用抗癌药物进行治疗，只有这一种办法吗？有没有什么最新的治疗方法？"我问道。

"上次我跟您提到过基因检测，之后我们又对您的 EGFR 基因进行了检测，但很遗憾，结果是阴性。"掛川医生把写有检查结果的纸递给我们，上面是一些复杂难懂的图，旁边注明了 EGFR 阴性的字样。

"所以，刀根先生不能使用 EGFR 基因对应的分子靶向药物易瑞沙（Iressa）来治疗。"

易瑞沙不能用吗？我在网上查到，这种名为易瑞沙的分子靶向药物对治疗肺癌很有效。但现在，一个有利的选项也被排除了。

"那个……不是还有一种吗？叫 A 什么的，那个检测了吗？"

"是这样，我们首先做了 EGFR 基因检测，因为肺癌患者中约四成人都拥有这一基因，但很遗憾，您不符合这个条件。接下来要检测的 ALK 基因拥有者更少，在肺癌患者中只有 4%，非常稀有。所以可能性很小，请您做好心理准备。"挂川医生像是已经放弃了似的，沉重地说。

4% 的概率太小，我绝对不可能拥有的。

"因为需要委托国外机构来检测 ALK 基因，大概需要两周左右时间，所以我们来不及等到出结果的那天了，需要先确定治疗方针。"

他的眼神仿佛在说，反正做什么都是没有意义的。

"两周，那就是说 10 月初就能知道结果了？"

"嗯，预计是这样。"

"那现在您有什么安排？"

"我希望下周中您能开始住院治疗。"

"下周中大约是 22、23 号左右吗？这么早？"

"是的，治疗越早开始越好。"

"照您所安排的，进行抗癌药物治疗真的会有效吗？"

"这个我不能保证，只有用药后才能知道效果。况且肺癌是不太容易被治愈的，即便抗癌药物暂时控制了病情，癌细胞也迟早会产生耐药性，到那时候只能更换另一种药。"挂川医生表情严肃地说道，这不禁让我联想到他至今为止见证过的那些残酷的治疗方法。

我听着挂川医生的话，眼前逐渐一片黑暗。也就是说，在不久的将来，等待着我的只有两种结局：要么我因为身体产生耐药性而死去，要么因为药物的副作用而死去。

"假设用第一种抗癌药能持续五个月，下一种药能持续两个月，再下一种是三个月……很抱歉，您只能以这样的方式来维持生命。"掛川医生将目光从我身上移开，长叹了口气，在我看来像是失败宣言似的，表露出他的无能为力。

就算全部加起来，也还不到一年。

"不能治好吗？"

"不能。"掛川医生低着头，毫不犹豫地回答。

凭他的经验来讲，他说的一定是事实吧。

"现阶段，我们正在考虑刀根先生能使用的抗癌药物，有培美曲塞（Alimta）或者顺铂（Cisplatin）这两种选择。"

"顺铂！"

我知道这个名字，在寺山先生的书中也看到过。书里说它会导致脱发、剧烈呕吐，还会让人逐渐消瘦……不，我不想用这样的药。

"不过，我们医院一直在和制药公司合作进行临床试验。"

"临床试验？"

"是的，试验主要研究的是最新的治疗方法，但这种治疗方法还没有进入我们国家医保范围内，为了能够纳入医保，我们需要有更多癌症患者参与这项治疗，并希望能取得更多成果。您有兴趣参加吗？"

"当然。"我仿佛看到眼前出现一束光。

"那么我将向负责试验的医生介绍您的情况，试验的详细内容也会由这位医生向您说明，请您在外面的长椅上稍候。"

"那个……我想再听听第二诊疗意见（译者注：指患者去寻找自己的主治医生以外别的医疗机构其他医生的帮助。）。"

我还是无法接受自己患有肺癌 4 期这一现实，除非另一家医院再对我进行一次详细诊断，否则我无法说服自己。

"好的，我会写一份您的诊断报告，您能告诉我您要去哪家医院吗？"

在接受第二诊疗意见时，需要前一家医院提供主治医师撰写的诊断委托书。

"我想去癌研有明医院和带津三敬医院，能麻烦您帮我写两份委托书吗？"

"好的，我知道了。这可能需要些时间，我会在今天写完，请您在外面的长椅上稍等一会儿。"掛川医生淡淡地说，表情没有丝毫不悦。

*　　*　　*

我离开诊室，坐在外面的长椅上等待，没过多久就被叫到名字，这次是另一个诊室里的医生正等着我。

"刀根先生吧？您好，我姓绪方。"医生开朗地做了自我介绍。

"在向您介绍我负责的临床试验之前，请允许我再核实一下您的病情。"绪方医生一边说着，一边让电脑画面显示出了我的 CT 和头部磁共振图像。

"这里是您的肺部，肿瘤原发部位在这里，肿瘤本身不算大，但已经转移到左肺同侧的淋巴了。"

绪方医生就像介绍电器产品的销售员，笑眯眯地进行说明。妻子和姐姐的表情变得有些僵硬。

"另外，右肺里出现了很多白色块状物，恐怕这些部位也已经被扩散到了，癌细胞虽然现在还很小，但总有一天会变大。"

妻子的目光从屏幕上移开了。

"这个是您头部的磁共振图像。"

"之前掛川医生说没有转移到头部。"

"不，这里，还有这里，这些跟刚才的那些一样，都是白色块状物，周围没有血管，恐怕癌细胞也已经转移到您的脑部了。"绪方医生用圆珠笔指着对我说道。

即使只是坐在妻子身边，我也能明显感觉到她内心的动摇。

"这个给您。"

绪方医生将我头部的磁共振图像清晰地打印在 A4 纸上并递给我。

这种东西就不需要了吧。

"我推荐您接受免疫疗法，这是最新的治疗方法……"绪方医生终于谈到了治疗方法和治疗的优点。

"虽然这种方法还没有纳入我们国家的医保，但您如果参与临床试验，将会有机会减免治疗费用。当然，治疗效果也值得期待。"

"是吗？"一瞬间，我看到了希望。

"但是，即使参加临床试验，也未必能接受免疫疗法治疗。"

"为什么？"

"参与临床试验的患者们会被分为三个小组，第一组只接受免疫疗法进行治疗，第二组采用免疫疗法和抗癌药物相结合的方式进行治疗，第三组是只接受抗癌药物进行治疗。三个小组的患者通过计算机随机进行分配，不知道您会被分到哪一组。"

"也就是说我不一定有机会接受免疫疗法？"

"是的。"

我低着头，抱着双臂，陷入了沉思。绪方医生立即说道："刀根先生，反正您也没有别的办法，只能接受常规的抗癌药物治疗。如果您参加临床试验，多少还是能增加一些治疗成功的可能性，我认为这对您更有益，您意下如何？"

反正？他说……反正？

"请让我考虑一下。"

"我知道了，您决定好之后请告知掛川医生。如果是常规的抗癌药物治疗，将由掛川医生来担任您的主治医师，如果您想接受临床试验，那么将由我来负责。"

"好的，我知道了。"

我们走出诊室，坐在长椅上，妻子开始抽泣，肩膀微微颤动，姐姐轻轻揽住妻子的肩。

可恶，竟然让我珍视的人伤心，还说什么"反正"，竟然敢说什么"反正您也没有别的办法"。

用计算机随机分组？他们把生命当成什么，把人当成用来试验的动物吗？也许对那个医生来说，我只不过是一个数字而已，但我的生命也只有一次，怎么能把自己的命运寄托在那种掷骰子一样的事上！

我要自己掌握自己的命运，我的生命由我自己来做主！

我感到我的生命被如此轻视，我被当作试验的动物，我作为人的尊严遭到了践踏。无论如何，我也无法带着这样的心情去参加临床试验，于是我决定放弃这个参与机会。

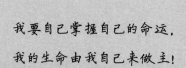

我要自己掌握自己的命运，
我的生命由我自己来做主！

8 提升运气

第二天，2016年9月16日，妻子要去找掛川医生领取我的第二诊疗意见所需的医学影像检查结果，我开车送她到了电车站。

我坐在车里一边望着妻子走向检票口的背影，一边重新启动汽车。突然一个巨大的声音传来，车身也跟着晃动了一下。我慌张地看向车身右侧，糟了，竟然撞到了别人的车。对方也露出不悦的表情，从车上下来。

"对不起。"看这情况，百分之百是我的责任。

"没关系，但这可有点麻烦了。"对方沉稳冷静的态度让我稍微没那么紧张了，警察也从车站前的派出所里赶来。我急忙联系保险公司，委托他们帮忙处理事故。

这样看来，2016年可真是不走运啊。年初，在拳击馆练习过程中，我因为防守失误导致手指骨折，这是我人生中第一次骨折。在那之后的两周，我又闪了腰。之后又过了三周，我患上了十多年都没患过的流感。

3月，我在体检中被诊断出心律不齐，预计9月接受手术。4月，在自家公寓的停车场，我和妻子坐上车时突然刮起了大风，主驾驶座和副驾驶座的车门猛地被风吹开，同时剐蹭到左右两侧车的车门，这按两起事故算。5月，一场本来胜券在握的比赛却输了，我非常失落。8月我被发现长有肿瘤，9月被确诊为癌症4期。然后就是今天的撞车事故，这是今年的第三起事故。照这样下去，我的运气这么差，我可能活不过今年。不，大概今年年终就会死……

我无法想象三个月后自己仍能活着。

* * *

9月17日到19日，我参加了之前报名的自强法研讨会。我决定与妻子一同前往，一方面是因为我想让妻子也放松一下身体；另一方面，我也想制造一些属于我们两人的共同回忆。

"您好，今天我和妻子一起来了。"

"非常欢迎，快请进。您最近身体情况怎么样？"土岐先生冷静地问道。

"身体没什么变化,感觉还可以,只是有点疲惫。"

"是吗?正好自强法能够消除疲劳,对您更有帮助。"

土岐先生向我介绍了自强法:"自强法的重点是要彻底地放松身体。为了达到自我治愈的目的,我们的身体会本能地活动起来,也就是说,身体会进行具有自然治愈力的自动运动。"

"自动运动?"

"是的,身体本能地想要治愈身上出现的伤口或疾病,所以就会调整身体自身的动作。当身体开始调整动作时,大脑不会进行任何判断和分析,只会听从您的身体,这就是自强法。"

我和妻子躺在了铺地毯的房间里,按照土岐先生的指导,尝试调动起沉睡在身体内部的自我治愈的本能。过了没多久,身体就微妙地开始自己活动起来,以脊椎为中心缓慢地左右摇晃,我任凭身体自己活动。这样动了一会儿之后,我的脖子开始慢慢地活动,先向右侧,再向左侧。脖子活动结束后,大腿也开始轻轻抖动。我身体的各个部位依次按照自己独特的节奏和幅度在活动。

在练习自强法的过程中,我的肚脐下方,也就是所谓的丹田位置,突然像旋涡一样开始震动,这种震动感一直传达到了我的头部。虽然这种震动感只出现了一次,但我至今仍然记得这强烈而奇妙的感觉。

"上午就先到这里吧。"土岐先生说。

上午的练习结束后，我才发现已经过去了三个多小时。

"感觉怎么样？"吃午饭时我问妻子。

"我一不小心睡着了。"妻子有点不好意思地笑了笑。

"睡着了也没关系，身体会做它自己最需要的事，充足的休息也是非常重要的。"

是啊，妻子一边做兼职，一边还要给我榨蔬菜汁，精心照料我的三餐，还担心着我的治疗，真的是太累了。对于她辛苦的付出，我再一次向她表示了感谢。

从那天下午到 19 日为止的整整三天，我和妻子都在这家事务所里练习这个神奇的自强法，我感觉身体变得轻快了。

"只要学会方法，您自己在家里也可以做，请一定要每天练习。"土岐先生微笑着说。

*　　*　　*

在最后一天的练习全部结束之后，我与土岐先生喝茶闲聊时，他说了一段令我意外的话。

"您知道奇门遁甲吗？"

"我记得，《三国演义》里诸葛孔明就会这个吧？"

"是的，其实，我也会。"

"啊？您也会？奇门遁甲是那么容易学会的吗？"

"当然不能算作容易，我是因为机缘巧合，遇到了一位老师才学会的。"土岐先生笑了。对此刻的我来说，他不再是自强法的指导者，而是另一个新世界的引路人。

"简单来说，奇门遁甲是通过某种方式推算出一个特定位置，再到那个位置上进行的某种祈愿仪式。"

"这是什么意思？"

"您如果有什么愿望想实现，就要在某个特定时间，将祈愿的木桩钉在某个特定位置，奇门遁甲就是这样的仪式。"

"钉木桩？"我感到不可思议。

"之前来过我这里的客户，也经历过很多难以理解的事，比如，有人的公司快要破产，却突然得到了融资；有人没有被大学录取，却因为补录而考上大学。以我的经验来说，一般事情出现转机的概率，大概是……七成。"土岐先生笑眯眯地说。

七成？这不是比抗癌成功的概率要高得多吗？

"对癌症也有用吗？"我随即问道。

"癌症吗？这个还没有试过，以前我进行的奇门遁甲仪式基本都是针对企业和考生的，但我可以保证的是，用奇门遁甲可以大幅提升人的运气。"

"运气……"

这么说起来，我今年的运气真是太差了，从手指骨折开始，到三天前还跟别人撞了车。我感觉我也应该试试这个方法。

"您是说，我也可以用奇门遁甲提升运气，是吗？"

"是的。"

土岐先生从抽屉里拿出一本有点污迹的小册子，哗啦哗啦地翻页，然后对照着日历开始计算。过了一会儿，他看向我说："正好下个月您的好运就要来了。奇门遁甲带来的能量有很多种，有好的也有坏的，下个月恰好是地遁吉日。"

"您可以帮我，对吗？"

"嗯，应该可以吧。"

"那就拜托您了。我今年真的很倒霉，再这样下去，我感觉我两年之内就会死，所以无论如何我都想提升运气。"

"我知道了，那就让我们试试看吧。"土岐先生点点头。

最终，我和土岐先生约好在十一天之后，也就是 10 月 1 日进行奇门遁甲仪式。

我觉得运气提升后，癌症会消失。我在心里做了个胜利的手势。

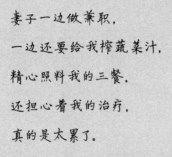

妻子一边做兼职，

一边还要给我榨蔬菜汁，

精心照料我的三餐，

还担心着我的治疗，

真的是太累了。

9 死神

怎样才能战胜癌症？自确诊癌症那日起，这个声音就一直在我脑海中回响着。我调查了各种治疗癌症的方法，在网上搜索、看书，然后开始尝试种种可行的治疗方法。**我的身后是无底深渊，所以只听从医院的治疗意见，而自己什么也不做的治疗态度，我是绝对无法接受的。**

我的饮食方案**首先是每天早晨必喝果蔬汁**。用卷心菜、胡萝卜、西蓝花、苹果等应季蔬果榨出的 1 升以上浓稠的果蔬汁，成了我的每日饮品，这可是癌症患者必备的。在日常饮食中，我还会选择多酚和类胡萝卜素含量丰富的蔬菜来食用。

其次是服用菌类营养品。早先巴西菇非常有名，现在好像又出现了更好的菌类营养品。我选择的是添加了冬虫夏草成分的菌类营养品，虽然价格很高，但物有所值。

还要服用维生素 C。听说有人用菌类营养品搭配维生素 C 片服用，一个月就治好了胃癌，于是我也立刻开始服用维生素 C 片。在服用了一段时间后，我又将维生素 C 片改为维生素 C 口服液，分别在早晨起床后、午间和晚上睡前三个时间空腹服用，用量也有一定的要求。

身体摄入的水分也非常重要。我从网上购买了从地下提取的净水来当作日常饮用水，还从陶板浴店里购买了经过抗氧化处理的蓝瓶子，将它当作我日常喝水用的杯子。另外，为了给自己进行心理暗示，我还在瓶子上面写了"谢谢""爱"等字样。

喝诺丽果汁。我在做陶板浴的地方遇到了一位胃癌 3 期患者，他通过喝诺丽果汁减轻了症状，于是我也开始定期购买。

把白米换成糙米。因为家人习惯吃白米饭，所以我买了一个供我自己专用的电饭煲。通常我会在糙米中放入红豆，做成红豆糙米饭每天食用。

喝亚麻籽油。为了摄入更多对身体有益的 $\Omega-3$ 脂肪酸，我每天都会随餐喝一小勺亚麻籽油。

喝花草茶。我购买了一种据说可能会治愈癌症的花草茶，这种茶是一个叫作杰森·温特斯的人为了治疗自己的癌症亲自配制的，据说他是喝了这个茶后才痊愈的。

每天服用土岐先生赠送的矿物质粉。据土岐先生说，这种矿物质是从特殊的地层中开采出来的，对癌症治疗有非常好的效果。

戒掉咖啡和所有含糖食品，包括蛋糕和饮料。因为我是甜食爱好者，所以戒糖对我来说十分痛苦。此外，在购买食物前，我一定会先检查食品配料表，哪怕含有一点果糖的食物也是绝对不行的。我还把小麦粉也戒掉了，面包和面条类食品我也是不吃的。当然，含有添加剂的食品也是被我坚决拒绝的。

吃素食。所有的肉制食品，包括牛奶、鸡蛋、酸奶，我全都不吃了，代之以优质的大豆蛋白来补充蛋白质。

为了摆脱癌症，我不再注重食物的味道。我的饮食变得索然无味，吃饭对我来说只不过是一种补充营养的方式而已。

另外，我还会坚持做一些替代疗法。我每天早晚都会去做陶板浴，每次都是超过了规定的浴室使用时间才出来。因为去的次数多了，前台的工作人员也注意到了我。

"刀根先生，您每次都是超过了规定的时间才出来，这样其实不好。如果让身体过度疲劳，免疫力反而会下降。做陶板浴时产生的热量不是用来消灭癌细胞的，而是用来给身体升温进而提高免疫力的。"

于是，之后我便将浴室的使用时间控制在每次二十五分钟左右。当然，我也会每天按时服用沙良医生给我开的中药，以及每天坚持做她建议的吸热气和按摩下颚动作，后来我甚至把吸热气的设备更换成了高性能的加湿器。

前些天练习的自强法也同样，每天想起来的时候我就会做二十到三十分钟。此外，土岐先生还教了我一套提高运气的体操，我每天也都照做。每增加一种治疗方法，我心里战胜癌症的底气就多了一分。

每天早晨我都会测量体温。据说，癌细胞最适宜生存的温度是 35 摄氏度左右。在第一次测温时，我的体温是 36.1 摄氏度，为了把体温提高到 36.7 摄氏度左右，我每天除了做陶板浴之外，还会泡澡，泡澡水的温度大约控制在 40 摄氏度，每天泡二十分钟，这样体内似乎就会生成一种特殊的功能性蛋白——热休克蛋白，这种蛋白能够大幅提高人体免疫力，消灭癌细胞。我在泡澡时也会认真做按摩来放松全身，进而促进血液循环。

我按照书上所说，按摩要从指甲开始，因为指甲根部有穴位，按摩指甲可以提高身体的免疫力。在给全身做放松按摩的过程中，我会不断借助语言的力量来进行自我暗示："我会好的，我一定会好的""我的免疫力是最强的"，像念咒语一样，每天都要说上二十分钟。

我还开始尝试了腹式呼吸法，通过让膈上下移动，给内脏施加刺激，让僵硬的身体灵活起来。

做日光浴。天气好的时候，我每天一定会晒二十到三十分钟的太阳。

每天晚上十点睡觉。 我在书中看到，保证好睡眠的时间和质量可以激活免疫细胞，所以想通过早睡来延长免疫细胞的工作时间。也许是因为常年的工作和健身积累了疲劳，我每天竟然都能睡足十个小时以上。

因为有时会突然情绪低落，所以我从CD租赁店借来了桑巴舞曲的CD，通过听桑巴激昂的旋律来鼓舞情绪。总之，我不能任凭自己消沉下去。

我在一本书里读到过这样一句话：说十万次"感谢生活"，癌症就会消失。好的，那就开始吧。我在心里像念咒一样反复地说着"感谢生活"。

我还读了一本介绍夏威夷疗法的书，书的名字叫《零极限》，书中写了可以起到净化自我作用的四句话："谢谢你""对不起""请原谅""我爱你"，我在心里每天反复默念这四句话。

我还买了香薰机，让房间里充满令人心旷神怡的香气。

＊　　＊　　＊

每天从早到晚想着关于癌症的各种事情，并实践着各种治疗方法，这一天很快就过去了。自从患上癌症后，我再没有了从前那般闲适的心境，经常觉得像被什么追赶着似的，拼命挣扎。而追赶着我的正是死亡。每当我回头，黑影般的死神仿佛就在我背后，正露出阴森的笑容看着我。

"停止无用的挣扎吧。反正，你不久就会死的。"

"闭嘴，我绝对会活下去。"

"哈哈哈，不可能的，你可是肺癌 4 期啊，不可能活下来的。掛川不也这么说吗？你只剩下几个月的生命了，你自己不也清楚吗？"

"闭嘴！之前的所有事都是我凭自己的力量做到的，这次我也一定会闯过这道难关，我要让你看看，我绝对会成功的。"

"你是认真的吗？你是不可能反抗癌症的。"

"你给我闭嘴！"

"不可能的，你不可能做到的。你将会变得骨瘦如柴，像木乃伊一样死去。"

一瞬间，我脑中浮现出自己消瘦而苍白的脸，我甩了甩头，想把这幅画面从脑海里驱赶出去。

"不，不会的。我会消灭癌细胞给你看！"

"那你就试试看吧，反正你总会死的，挣扎到最后一刻吧。"

"你等着瞧吧，我绝对会消灭癌细胞，让你低头认输。"

"我很期待，尽力挣扎吧，哈哈哈哈。"

死神总是自信十足地出现在我面前，然后又突然消失。

可恶！总之，我要把能做到的事全部做了，决不能懈怠也不能拖延。我一定要战胜癌症，然后活下去。

我要保持乐观的心态，否则一旦出现消极情绪，生命就会马上落入死神的手中。我要二十四小时都始终保持积极乐观的心态。

话虽这么说，但有一种悲伤的情绪仍然在我心头挥之不去。如死神所说，我无法想象三个月后我还能继续活着。一个月之后的事我还能想象出来，但两个月之后的事就像被蒙在一层雾里一样，让我看不真切，至于三个月之后的事，我更是无法想象。

现在还只是9月，我究竟能不能活着迎来新的一年？我完全无法想象明年的新年我将会变成什么样。

这种突然袭来的感觉，我只能把它称为恐惧，但我又想试图否认我的这些胡思乱想，于是握紧了双拳：

"没关系，我绝对会活下去。"

我的身后是无底深渊，

所以只听从医院的治疗意见，

而自己什么也不做的治疗态度，

我是绝对无法接受的。

10 第二诊疗意见

从东京临海线的国际展示场站下车，步行几分钟后，就能看到一座漂亮的现代化建筑，这里是全日本最顶尖的癌症治疗医院之一——癌症研究会有明医院。9月下旬，我在妻子和姐姐的陪同下，来这里寻求第二诊疗意见。

挂完号，我拿到一个类似传唤铃的东西，铃响时到诊室门前等候就可以了，在这之前可以在医院里喝咖啡或到处逛。

医院大厅的天花板很高，装修得像高级酒店一样，且颜色雅致。但和高级酒店不同的是，这里有很多匆忙往来的人，像高峰期的地铁换乘站一样，每个人的脸上也都紧张得像结了一层冰，没有一丝笑容。

"人好多啊。"妻子小声感叹。

"像高峰期的地铁站一样。"姐姐也环视着四周。

"这些人都是因为癌症才来这里的吧，不是癌症患者，就是患者的家属。"我说。

我们被庞大的人潮裹挟着，深感自己也是人潮中的一员。在大厅闲逛时铃声响了，我们来到指定诊室外，坐在长椅上等候。不知道是不是上一个患者问诊用了很长时间，预约时间过了三十分钟才轮到我。

接待我的医生是这所医院的呼吸内科主任，他非常有名，我曾多次在网上见到过他的名字。医生一边把我的 CT 和 PET-CT 图像从光盘中导出，一边看着掛川医生提供的诊断报告。

我想通过第二诊疗意见确认三件事。第一，我的肺癌是否真的是 4 期；第二，除了抗癌药之外，是否还有什么其他的治疗方法；第三，日常生活中我要注意什么。

"医生，我真的是肺癌 4 期吗？我感觉 PET-CT 图像里胸骨发光的地方像是我以前练拳击时受伤留下的裂痕，所以胸骨的部分有没有可能不是转移瘤？"我怀抱着一线希望问医生。

我希望听到医生说：是的，这是胸骨裂痕，不是肺癌 4 期。

医生为了再次确认，把脸凑近屏幕，凝视着 PET-CT 图像说："不，很遗憾，我认为这是转移瘤，应该是肺癌 4 期没错。"医生语调柔和，还夹杂着点关西口音，说出的话却很残酷。

"我也看了您的诊断报告，我想让我来诊断的话，也是同样的结果。"

"同样的结果吗……"第一个希望破灭了。

"那个……我不想进行药物治疗，请问还有别的治疗方法吗？"

"替代疗法吗？"

"是的，也包括替代疗法。"

"如果替代疗法效果很好，那它早就应该被纳入医保。既然它不包括在医保之内，这就说明它没有效果，或者说缺少能够证明它对治疗癌症有效的证据。"医生的语气变得些许强硬。

"真的吗？"

"是的，纳入医保要经过严格的检查和临床试验，被证明对治疗癌症有效的方法才能得到国家的认可。抗癌药物就是因为经过了验证，才会被纳入医保。相反，轻易尝试其他的治疗方法是很危险的，所以您可以认为那些没有被纳入医保的治疗方法，其实是没有效果的。"医生的意见很明确。

"日常生活中有需要我注意的地方吗？比如中药、饮食，或者营养补充剂……"

"这些也一样，我认为没什么意义。不过您想尝试的话，倒也可以试试看，仅此而已。如果您在我们这里治疗，与您之前检查的医院的治疗方案是一样的，用培美曲塞或者顺铂治疗，但是采取的临床试验会有所不同。您可以选择转到我们医院来，我们跟您之前进行检查的医院彼此很熟悉。"

有明医院的医生并没能回应我的期待，我也根本不想做临床试验。

* * *

几天后，我又去了另一家医院——带津三敬医院接受第二诊疗意见，这所医院的院长叫带津良一，他因兼用西方医学和中医气功等替代疗法治疗癌症而闻名。我把希望寄托在这家医院上。

在候诊区等了一会儿后，我被叫到带津医生的诊室。带津医生的样子和照片上不一样，小个子，让人感觉是一位可爱的老爷爷。

"我能在您这里治疗吗？"

如果可以，我想转到这家医院，因为这里不仅接受手术治疗癌症，也兼用替代疗法。

但带津医生很遗憾地摇了摇头，说道："我们医院没有呼吸科啊。"

"啊？"

"所以肺部疾病我们没法治。"

"怎么会这样！"完了，期待落空了。

"那您能给我介绍一家值得信赖的医院吗？"

"您在原来的医院接受治疗比较好。"

"但是我不想接受药物治疗。"

"我觉得您最好还是把现有可行的治疗方法都试一试，如果不想继续治疗的话，可以随时停止。"

"您说得有道理。"

虽然带津医生的医院不能检查我的肺癌，也不能给我一个确切的治疗方法，但是在临走时，带津医生对我说了这么一句话：

"请您选择自己信任的治疗方法。"

最终，第二诊疗意见还是没有提供给我任何新的信息。

现在，我的面前有三条路：第一条路是放弃现在无谓的挣扎，然后乖乖接受药物治疗。这条路还通往两条岔路——是在癌症研究会有明医院治疗，还是在掛川医生所在的医院治疗？

第二条路是不接受药物治疗。如果走这条路，就需要对在哪里、用什么药物治疗进行调查后做出选择，这是一条未知的道路。

第三条路是一边接受药物治疗，一边尝试替代疗法。由于日本的医院，包括癌症研究会有明医院大多不承认替代疗法，所以我只能瞒着医院进行，而且之后还需要自行查找替代疗法的信息和资料。

那么，选择哪条道路是个问题。**我虽然非常想选择替代疗法，但我所了解的信息还太少，既然信息不足，那就只能继续调查。**

　　我读了大量关于替代疗法的书，每本书上都记录了癌症患者奇迹般康复的实例。读了这些书后，我感觉无论用哪个方法都能对癌症治疗有效果，都能成功治疗我的癌症。但真的是这样吗？我认为患者还是有必要和医生进行面对面的交流。

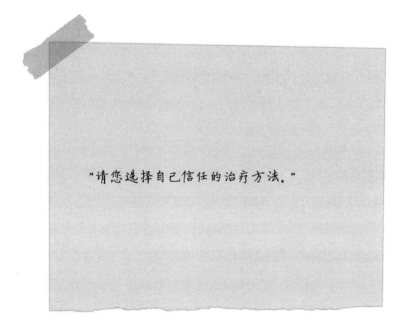

"请您选择自己信任的治疗方法。"

11 奇门遁甲

转眼就到了 10 月。在被确诊患癌症后的一个月里，我有时会感到胸口有沉重感，有时也会咳嗽，但至少我还活着。

今天是进行奇门遁甲仪式来提升运气的日子，我在心里暗道，一定要在今天结束一直以来伴随着我的厄运。我乘上电车，去土岐先生的事务所同他会合。

到了事务所后，我看到土岐先生正雕刻着一块木桩，木桩上用墨水写着看不懂的文字，我只能认出自己的名字和"祈求健康"等字样。他还准备了钉木桩用的铁锤，确认木桩位置用的金属棒，以及洒在木桩周围的敬神酒、大米和盐。

我们二人计划乘电车去立川，下车后在车站附近租一辆车，然后一直朝西开到山梨。因为据土岐先生所说，举行仪式的位置距离我住的地方越远，祈愿的效果越好。

但到了立川后，我们并没有找到事先查好的"日产租车公司"的位置。我们在立川的街上到处乱转，正当走得有点累的时候，眼前却出现了一家"日本租车公司"。我和土岐先生对视一眼，虽然没有我们一开始想租的日产汽车，但也无所谓了，于是我们租了一辆铃木汽车。启动汽车，引擎发出轻快的声音，我们开着车上了高速。

"就这样去山梨吧。"土岐先生说。

我们驶出山梨高速口，然后继续朝西走，车窗外的景色逐渐变成了树木葱郁的山林。

"路上没什么人挺好，人越少的地方钉木桩越容易。"土岐先生说。

"毕竟我们是在做有点奇怪的事，最好不要让别人看到。虽然不是做坏事，但如果之后有哪个好奇的人把木桩挖出来，我们可就白费功夫了。"

"确实，可能有人会想这两个人在这里埋了什么。"

"所以要尽量找没有人的地方，比如深山里或者河边。"

道路两侧的绿意越来越浓，但路边停放的轻型卡车却随处可见，明明是在深山里，行人却不少。我们找到了看上去还不错的地方，但土地下却是坚硬的岩层，不适合钉木桩，还是没有找到最合适的地方。铃木汽车载着我们在山路上飞驰，从下高速到现在已经过去了三个多小时，日光渐渐西斜。

"我们很难找到合适的地方啊。"土岐先生有些焦急。

"您觉得那里怎么样呢？"土岐先生指向远处，石阶向上延伸，直至一座寺庙。

"我上去看看。"土岐先生下了车，沿着石阶往上走。

杳无人迹的寂静深山，向上延伸的石阶，这个地方安静得不可思议。过了片刻，土岐先生下来了。

"这是非常好的地方，土质也很松软，就这里吧。"

我背上双肩包开始攀登石阶，包里装有铁锤和敬神酒等。可能是因为这里常年有人来祈福许愿，磨损的石头显出厚重的历史感。

登顶后，眼前的视野陡然开阔起来，我的正对面是古老的寺庙，寺庙大门前耸立着一棵参天巨树，直径看上去有 1 米宽。

"好雄伟啊。"土岐先生眯起了眼睛。

"这可是棵神树，一直守护着这个地方呢。"土岐先生轻轻地抚摸着树干。

"我要把木桩钉在哪里呢？"

"寺庙的后面很空旷，土质也很软，是个不错的地方。"土岐先生引领我来到寺庙的后面。

"在开始钉木桩之前，让我们先进行净化仪式吧。"土岐先生说。

我从背包里取出敬神酒、大米和盐，把它们洒在要钉木桩的地方。净化仪式结束后，我从包里取出木桩，竖放在地上。

"注意方向。"

"方向？"

"有自己名字的一面要朝向外侧。"

按照土岐先生的提示，我调整了木桩的方向。我把木桩竖放在地上，并在木桩上面盖上毛巾，然后用铁锤敲打木桩。

咚、咚、咚……

在这个充满静谧的气息的山林寺庙里，回荡着让人心情愉悦的敲击声。

咚、咚、咚……

土质很松软，不一会儿木桩就陷入了土壤中。

"请您实现我的愿望。"

我面朝钉入木桩的地方双手合十，希望我的运气能有所提升。

那时的我还没有料到，这场奇门遁甲仪式，竟是我人生奇迹的开端。

有时会感到胸口有沉重感，

有时也会咳嗽，

但至少，

我还活着。

12 收集信息

10月3日，我与掛川医生见面，向他反馈有明医院和带津三敬医院的诊疗结果。

"那么，接下来您打算怎么做呢？要继续在我们这里治疗吗？"掛川医生看过诊疗结果后问道。

"请让我考虑一下。我还有几家想去的医院，能麻烦您再帮我写两份诊断报告吗？"

"我知道了。"掛川医生点头，没有丝毫不耐烦。

接下来我打算去一些采用替代疗法治疗癌症的诊所看看。其中一家诊所的一位医生非常有名，他写了很多书，我现在实行饮食方案正是参考了他的书。这家诊所网站上注明需要患者提供医院的诊断报告。

"刀根先生，您是住在千叶县吗？"

"是的。"

"因为日本国立癌症中心东医院也在千叶县，比我们医院离您更近，如果您有需要，我给您介绍到这家医院。"掛川医生说道。

"谢谢您，我会考虑的。"

掛川医生是真诚的人，我能感受到他为了帮助患者而尽心竭力，但他的付出在治疗结果上却没有得到体现，于是他不得不接受现实，整个人散发出一种无力感。

"如果决定预约的话，我会再联系您。"我说。

"好，希望您尽早开始治疗。"掛川医生点了点头。

对我来说，现在最重要的仍然是收集各种抗癌信息，我打算去一些主张用替代疗法治疗癌症的诊所看看。

我拜访了许多写过抗癌书的医生，也去过很多家癌症患者经验分享中提到的诊所。其中一家诊所主要使用一种叫作"胶体碘"的药来治疗癌症，这家诊所里的医生看起来像是科学家，他们温和耐心地听我说话，并对我介绍他们的治疗方法。

"一般接受了我们诊所的治疗后，大概三个月后能看到治疗效果，也就是说，您的癌细胞大概三个月后就能消失。"

"真的吗？"

如果是这样的话，那明年年初我的癌症就能治好了。

"请让我再考虑一下！"这家诊所医生的话既让我有些兴奋，也让我满怀期待。

回家的路上，我约姐姐来到一家咖啡店，我想听听她的意见。

"你觉得这家诊所怎么样呢？我觉得可以试一试！"

她表情严肃地说："我觉得也许对某些人是有效的，但对你可能不会有效。"

什么?！姐姐虽然不是医护人员，更不是治疗癌症的专家，但她从小就有一种特殊的敏锐感，在关键的事上，她的直觉从来没有出过错。

"好吧……"我试图接受姐姐的话，心里却感到很失望。

我又来到了另一家诊所，这家诊所主要是采用营养疗法来治疗癌症的。我带着掛川医生提供的诊断报告，想听听这里医生的意见。

给我问诊的医生气质像是一位成功的商人。

"因为癌细胞的生长十分依赖葡萄糖，所以我们会建议患者尽量少吃含糖的食物，原理就是这么简单。"

"是不能吃甜食吗？"

"是的，甜食当然是要严格禁食的。还有其他能转化成葡萄糖的食物，比如大米、面包、面条等也不能吃。"

"糙米也不能吃吗？"我想到了自己每天吃的红豆糙米饭。

"是的，糙米也不能吃。还有苹果、香蕉、胡萝卜都不能吃，这些水果蔬菜的含糖量都比较高，薯类食物也不行。"

"那这岂不是没有能吃得了吗？"

"取而代之的是要吃肉，通过摄入动物蛋白来获取营养。"

"吃肉吗？可是，所有癌症饮食书上都写着不能吃肉啊。"

"这是错误的认知，应该被淘汰了。刚才我所说的营养疗法，将会成为今后抗癌饮食疗法的主流。"

"好吧……"

"您原来一直在练拳击，对吧？"

"是的。"

"那您实践起来应该会很轻松，这种饮食方案比拳击手的饮食方案更容易实现。"

"您知道葛森疗法吗？听说这种疗法的抗癌效果很好，这是为什么呢？"

葛森疗法是一种基于饮食的癌症替代疗法，由德国医学博士马克思·葛森于20世纪20年代研发，该方法已被实践了近一百年，在欧美国家应用较多。葛森疗法倡导癌症患者以食用蔬菜和水果为主，众多替代疗法都衍生于它，比如济阳抗癌饮食疗法就是如此。当然，葛森疗法是禁止吃肉类的。

"葛森疗法倡导以吃蔬菜和水果为主，接受这种疗法的患者摄入的糖分要少很多，因为限制了糖分摄入，所以对癌症治疗很有效。其实，营养疗法可以算是一种更科学高效的葛森疗法。"

"原来是这样……"

"我们的医生会在指导患者饮食的同时，给患者注射高浓度的维生素 C 注射液。因为维生素 C 的结构和葡萄糖很相似，癌细胞会错把它当成葡萄糖吸收，这样维生素 C 就会氧化形成过氧化氢，让癌细胞处于饥饿状态，进而对癌细胞进行破坏。"

"原来是这样……"确实言之有理。

"您今天想做血液检查吗？"医生问道。

做血液检查就意味着我要在这家诊所开始治疗。

"谢谢，让我再考虑一下。"我这样回答后便离开了这家诊所。

这家诊所提倡多吃肉的观点，和我之前一直相信的吃素饮食方法背道而驰，我到底该信哪一个呢？

接下来，我又到访了一家采用温热疗法来治疗癌症的诊所。温热疗法就是让患者进入装满热水的特殊密封舱，一边测量体温，一边通过热水让体温升高。体温升高会促进血液中热休克蛋白的生成，这种热休克蛋白可以增强免疫力，抑制癌细胞的生长和扩散。

医生向我仔细介绍了温热疗法的治疗设备和患者康复事例。这家诊所不仅可以做血液检查，还能进行肿瘤标志物检测。在进行温热疗法的同时，医生还会在患者体温上升、血液循环加快的状态下，给患者注射高浓度维生素 C 注射液，进而可以更加高效地抑制癌细胞的生长和扩散。这家诊所的治疗方法听上去很有道理，我难以做出选择。

如果我是百万富翁，我就会同时接受所有诊所的治疗方法，但这并不现实。我的积蓄有限，且留给我的时间也不多了，我必须要做出选择。

*   *   *

我带着掛川医生给我写的最后一份诊断报告，前往一位名医开的诊所，这家诊所主要采用食疗方法。但不巧赶上了休诊日，于是我写了封信，连同诊断报告一起投进了诊所门口的信箱。过了几天，由于没收到诊所的任何回复，我又给诊所打了电话。

"您好，我是刀根，前些天我把诊断报告投进了你们的信箱，不知道有没有看到？"我有点担心地问道。

电话那头传来亲切的女声："我是这家诊所的护士。请放心，我们已经看到了您的诊断报告，并且已经转交给主治医生了。不过因为我们诊所有规定，问诊之前需要您的 PET-CT 检查结果，所以近期会有影像科的医生联系您先做一个检查。"

"要先做 PET-CT 检查吗？"

"是的，凡是来我们这里治疗的患者，需要每隔四个月做一次

PET-CT 检查，我们会通过检查结果来观察患者的病情发展。"

现在临床上通常将 PET 检查和 CT 检查结合进行，即 PET-CT 检查，用来了解肿瘤病灶的功能代谢状态。先将葡萄糖显像剂输入患者体内，癌细胞因为喜欢"吃糖"，所以会摄取这种葡萄糖，等待一段时间后再拍摄全身 CT，因为癌细胞吸收了葡萄糖显像剂，所以癌细胞在 PET-CT 图像上会呈现为绿色的发光物质。

之前我在东京大学医学部附属医院也做过 PET-CT 检查，当时检查结束后，负责检查的医生提醒我："今天您的身体会残留显像剂里的辐射物，所以请不要靠近小孩子。"

啊？什么意思？我从来没听过这种说法。

可能是因为听了这句话，在回家的路上，我的头一直是昏昏沉沉的。到家后，我用盖革计数器对自己身体残留的辐射量进行检测，结果令我大吃一惊。

每小时的辐射量是 9.99 微希沃特……

糟糕，我本来就有癌症，受这么多辐射没关系吗？而且还残留在身体里。我赶紧带着 2 升矿泉水进入温热的浴缸，一边喝矿泉水，一边出汗，以尽快排出辐射物。排尿后再测量，发现辐射量减少了三分之一。最终，过了一天半后，我重新测量辐射量，机器显示体内已没有辐射物残留。

这次又要做那个 PET-CT 检查吗？

"好吧。"

虽然我不想做，但如果不做的话，就不能接受问诊，所以只能准备做了。

"这几天里可能会有影像科的医生给您打电话，与您约定做PET-CT 检查的时间。"

几天后，一位男医生给我打来了电话。

"我想和您约一下做 PET-CT 检查的时间，下周四您能过来吗？"

"下周四，我有些工作要做……"

"那下下周二呢？"

我好像在接受审问一样。

"不巧那天也有事情要忙……"

"那您什么时候能过来？这样只会耽误治疗。"男人冷冷地说。

"这个检查非做不可吗？我上个月在其他医院也做了 PET-CT 检查，不能用上次的结果吗？我不想在这么短的时间里做这么多次检查，再说还有很多辐射。"

"不可以。我们诊所有规定，如果不做 PET-CT 检查，就不能接受问诊。"他好像生气似的说道。

我也很生气。我可是患者，你这是什么态度？

"我再考虑一下，之后给您回电话。"说完，没等对方回答，我就挂断了电话。

我决定不在这家诊所治疗了。虽然我很想接受那位名医的问诊，但这家诊所的其他医生态度是如此之差，到这么让人生气的地方来接受治疗，癌症也会恶化的。第二天，我打电话拒绝了这家诊所。

＊　　＊　　＊

几天后，我拳击馆的学生大平来家里看望我。

"刀根先生，请您读一读这本书。"

这本书的作者是近藤诚，他是肿瘤治疗专家，在日本很有名，正好我也在找他的书。

"刀根先生，请您一定要好起来。我相信您会好的！"大平眼神炽热，和我握手后便离开了。

我立刻开始读近藤诚的书。他的观点与我的想法大致相同，比如，"假癌"是可以治好的，现代医学将"假癌"误当作癌症，如果此时让患者用药反而会损伤身体，其实可以用更加温和的治疗方法控制好癌症。没错，我也是这么认为的。但有些部分却跟我的认知不一样，比如，如果是"真正的癌症"，即病情发展迅速，且已经出现癌细胞转移的情况是无法治愈的，此时患者只能选择安静度过余生，享受剩下的时光。

这说的是什么！我不能接受他的观点。

即使我患的就是那种"真正的癌症"，我也不会坐以待毙，享受剩下的时光！从此以后，我再也没读过近藤诚的作品。

即使我患的就是那种"真正的癌症"，

我也不会坐以待毙，

享受剩下的时光！

13 微笑互助会

"您好，欢迎光临！"

从 10 月 4 日开始，我连续三天参加了在秩父市举办的微笑互助会（癌症患者互助会），这是由日本非常有名的抗癌斗士寺山心一翁先生创办的。

在互助会上我第一次见到寺山先生，他比我想象中更矮小一些，精神矍铄，性格开朗。虽然已是八十二岁高龄，但皮肤很有光泽。他没有头发，却长着一把整齐雪白的胡须。

"刀根先生，非常高兴见到您！"

寺山先生脸上堆满了笑容，他用力地握了握我的手，力气大得令人难以置信。

"您先把行李送到房间，然后我们赶快到山上的森林里去吧！"

我把行李放到房间，然后迅速去和寺山先生会合。此次互助会共有九人参加，我们从酒店出发，寺山先生走在最前面，他后面跟着两男七女，我们在山路上快步前行。虽然参加互助会的人都和我一样是癌症患者，但大家走山路的速度相当快，身体真的没关系吗？

"请大家试着感受自然中存在的能量，很神奇，对吧？"寺山先生抬头看向晴朗的天空，说话的语调像唱歌一样。

而我的注意力却集中在路上成群的飞虫上。我一边走，一边挥赶飞虫，一个小时的山路探索很快就结束了。

从森林回来后，我们进入了会议室，落座在摆放成圆形的椅子上。

"大家先来做个自我介绍吧，只需要介绍自己的名字就行，然后把希望别人怎么叫自己的称呼写在名牌上，再戴在胸前。"寺山先生说。

我最开始想只写个"根"字，但总觉得太正式了。

在我犹豫不决时，旁边的人问我："您有小名吗？"原来是寺山先生的同事郁实。

"我小时候，大家都叫我小健。"

"那写'小健'不就挺好的吗？"郁实露出了笑容。

我把"小健"写在名牌上，感觉有点难为情。自从我上小学之后，除了家人之外还没有人这么叫过我。

寺山先生胸前的名牌上写着"心先生"。

"现在就让我们正式开始此次的互助会吧。"寺山先生说。

我想把自己的情况详细地说给大家听，也想知道别人的抗癌经历、现在在接受什么样的治疗。我终于可以听到寺山先生的抗癌故事了，我希望了解他的治疗方法和日常饮食，还有服用了哪些营养品。我期待着寺山先生接下来要说的话。

"首先，让我们来唱歌吧！"

啊？唱歌？

我哪有心情唱歌。比起唱歌，我更想知道与治疗相关的重要的事情。

寺山先生……或者应该说心先生，笑眯眯地开始分发乐谱。但我完全看不懂乐谱。

"那个……我看不懂乐谱……"我为难地说。

此时，坐在我旁边的一位男性对我说："那我来教您吧，我会把音调的高低用手势表示出来，请您跟着我手的动作来发声。"

这位男性留着络腮胡，很和蔼，有种不一样的气质，我猜他可能从事与音乐相关的工作。他胸前的名牌上写着"和实先生"。

"您看，我会这样表示音调。"和实先生摆动着手为我演示。

"要开始了哟，大家齐声唱。"心先生负责指挥。

旋律响起，我跟着和实先生悠扬的歌声唱起来。随着低沉的男声和高亢的女声渐渐融合，我感到房间内的空气变得越来越清新，我的身体也更加轻快了。

一首歌唱完，房间里的气氛完全变了，唱歌之前还有些冰冷沉闷，现在简直像沐浴在春天的阳光下一样温暖。

"来，我们继续。"心先生愉快地说。

唱完几首歌之后，心先生指向房间的中心。那里布置得像一个小型祭坛，地上散落着许多背面朝上的卡片。

"这些是信息卡。请大家心里想着自己最想知道的事，然后根据直觉选择一张卡片，卡片上会写着对大家来说非常重要的信息。"

大家依次上前抽取卡片，当看到卡片上的内容时，都无一例外地发出了惊讶的声音。我很好奇上面到底写了些什么。

终于轮到我了。我走上前，一边心里想着：患癌症这一体验，对我而言意味着什么？到底有什么意义？一边绕着地上散落的卡片走了几圈，我注意到了躺在角落里的一张卡片，于是把它捡了起来。

我急匆匆地把卡片翻过来，看到卡片背面画着一个人在山上用锄头开采发光的矿石，旁边还写着"目的"二字。

目的？患癌症是目的？这到底有什么含义？

"患癌症是为了教会小健生存的目的，请记住这一点。也就是说，癌症是一份馈赠。"心先生笑眯眯地走过来。

生存的目的，我生存的意义，这张卡片究竟是什么意思？还有，癌症是一份馈赠吗？

回到自己的房间，我开始回顾这一天的经历。从前的我决不会像今天一样在众人面前放声歌唱，虽然刚开始唱的时候有些抵触情绪，但因为有心先生的笑容和同伴们给予的鼓励，我最终克服了抵触情绪。

在患癌之前，我绝不会做我不想做的事，但现在我终于意识到，原来我是个相当固执的人，也许这份固执就是我得癌症的原因之一吧。

自从我被确诊患癌症 4 期以来，我的脑海中一直有一个声音，它在不停地对我所做的一切努力做出否定，想让我产生畏惧。**现在我意识到，我不能受畏惧摆布。一旦被这个声音影响，我的身体就会摆出防御的姿态，性格也会变得封闭、顽固冷漠起来，身体进而成为诸多疾病的温床。**

令我意外的是，今天我竟然很开心，我从未想过唱歌跳舞能令人心情如此愉悦。唱跳的过程先是让我很放松，然后又让我感到温暖和享受，这些感受都是非常珍贵的。

我们在童年时代不也是想唱就唱，想跳就跳吗？也就是说，找回像孩子一样纯真的心，应该有助于身体的康复。心先生大概是想让大家通过这次的互助会明白这个简单的道理吧。

＊　　＊　　＊

第二天早晨我们去爬山。天还没亮，我们就从酒店出发了。

我们漫步在昏暗的森林里，走着走着，天色渐渐亮了，鸟儿也开始清脆地鸣叫。我们下了山，在山脚下的秩父寺庙里迎接朝阳。早晨的空气清新澄澈，寺庙里只有我们一行人。

咚、咚、咚……

寺庙里面传来庄严的鼓声。

"在这个人迹罕至的地方，寺庙的僧侣每天早晨都会进行祈福祭拜，日复一日，从几百年前一直延续到今天。这难道不是件很伟大的事吗？"

心先生微笑着向寺庙投去尊敬的目光。

"来，请各位试着感受太阳的能量吧！很温暖，对吧？"

心先生依旧带着微笑，向太阳伸出手。我们也像他一样，把手伸向太阳。

我的掌心感受到了温暖，沐浴在有阳光的地方和没有阳光的地方感受截然不同，**太阳散发出温暖，仿佛是在对人间散播着爱意。**

"清晨是太阳能量最洁净的时候，来，大家一起来做几个深呼吸。"

心先生大口大口地吸着新鲜空气，我也同样照做着。不知道是不是因为早上的清新空气和寺庙的神圣气息叠加产生了更强的效果，我感到身体变得轻盈起来。

早饭后休息了一小会儿，我继续参加互助会的活动，第一项活动还是唱歌。歌曲分为三个声部，我与和实先生一起负责和音，和实先生的声音很好听，低沉而威严，还给人一种温暖的感觉。

真是动听的声音，我想。

在他的引导下，我参与到歌声中。女声部的声音也很美，低音部的女声富有生命力，高音部的女声则宛如天使的低语。当低音、高音和和声三个声部相互应和的时候，我心中难以抑制地涌出一股暖流。

这是什么感觉？

就在这一瞬间，我的泪水夺眶而出，我的声音颤抖得唱不出音调，不知从何而来的泪水止不住地往下流。

然后，像是连锁反应一样，正在唱歌的大家也都纷纷落下了泪水。和实先生在流泪，心先生在流泪，其他的女性参加者们也在流泪。我们一边哭泣一边唱歌。

歌曲结束后，心先生将脸转向我，他脸上的泪痕还没有干。

"刚才是怎么回事？您为什么流泪？请您一定要告诉我理由。"

我有些难为情，我还从没有在别人面前流过眼泪。

"该怎么说呢，我好像感受到了一种能量。"

"能量吗？"

"是的，说出来可能很俗套，大概是爱的能量吧。刚才我就像是与爱这一能量同频了，或者是与爱建立了某种形式的联系，然后眼泪就突然流出来了……"说到这里我又想流泪了。

"我们刚才能够与爱的能量相联系，这真是一次难得的体验啊。"心先生面带慈爱的笑容环顾大家。

"这种爱的能量可以治愈一切。我们不是要与疾病战斗，而是要爱它，也就是爱癌症。癌症就是为了教会我们这个道理才出现的。**请各位一定要相信你们体内存在的自然治愈力，它是最优秀的医生，会治愈你们的癌症。**"

晚上，心先生用大提琴为我们演奏了一场音乐会。

"大提琴是最接近人声的乐器，它演奏出的声音可以疗愈我们的身体。"

"我带了吉他，可以加入演奏吗？"和实先生问道。

"当然可以！太欢迎啦！"心先生脸上的笑容更加灿烂了。我才知道和实先生以前竟是一位世界著名的音乐家，没想到教我乐谱的竟然是这样有名的人。

在两人共同演奏了几首曲子之后，我举手提议想听《奇异恩典》。

"好啊。"他们相视一笑。

一段悲伤的旋律从大提琴中倾泻而出，和实先生温暖的吉他伴音加入进来，两种乐器交织出的乐音在整间房间里流淌。

这段演奏像是在对我低语："你已经非常努力了，不要担心。"

此时的我已是泪流满面，当我环顾四首时，发现大家也都哭了。毫无疑问，我们都正在被爱的能量包围着。这是我一生都不会忘记的《奇异恩典》。

互助会的最后一天，参加者们围成一圈进行自由发言，讲述自己这些天的感受和新体验。

"现在我们都还活着，我们应该对此表示感恩。"心先生说。

现在大家的心已经如此紧密地联系在一起，这是两天前我们初次见面时绝对无法想象的。大家开始自发地互相拥抱，流下离别的泪水。

"我觉得小健战胜了癌症后，一定会成为像心先生这样的人。"其中一人说。

"请各位一定要相信你们体内存在的
自然治愈力,
它是最优秀的医生,
会治愈你们的癌症。"

14 决定治疗方案

参加完寺山先生的微笑互助会后，我完成了几份心理培训的工作，但每次培训结束后，第二天我的喉咙会就肿起来，还会咳痰。我感到自己的身体状况正在逐渐变差。

"您瘦了啊。"

在培训的过程中，经常有人说我是因为不吃肉只吃蔬菜，所以我的体重才在一个月内减了6斤。渐渐地，我开始咳嗽了，还时常感到胸闷。

差不多到了要开始接受治疗的时间了，我难以保持冷静，心情开始变得焦躁。

＊　　＊　　＊

"这几本书是从图书馆借来的，是不是可以还回去了呢？"妻子拿着几本书走过来。我对其中一本提起了兴趣，便读了起来，这本书中记述了一些肺癌患者在某家诊所用食疗和针灸疗法来缓解病情的案例，还附有CT图像用来佐证。

这个方法或许可行。我立即查找这家诊所的地址，就在立川市。我想起做奇门遁甲仪式时曾经到过的立川车站。但立川市离我很远，往返诊所可能不太方便。不过，去听听医生的意见也好。

我用手机地图软件查找这家诊所的具体位置时，感到非常惊讶，诊所旁边竟然就是那家"日本租车公司"。进行奇门遁甲仪式的那天，我为了找"日产租车公司"走街串巷，最后打算放弃时，眼前出现了这家"日本租车公司"。诊所竟然就在它旁边，有这么巧的事吗？

"这不就是冥冥之中要让我去这个诊所吗？"虽然这个想法非常不科学，但我想，这也许是奇门遁甲为我指明的道路。于是我决定去这个诊所看看。

11月1日，我来到这家以食疗和针灸疗法为主的诊所。诊所的医生很有学者风范，也很有耐心，用了三个小时对我详细地说明了食疗的方法、效果和原理。

"饮食方面要以蔬菜为主，并且尽可能是生的、未经过烹饪的

蔬菜。不能吃一切肉类，动物性食品，包括螃蟹、章鱼和墨鱼等水产品都要禁食。还有调料，糖当然是不能吃的，盐也不行。"

"这么严格啊。"

"在这里的癌症患者都是这样做的。"

"这样就能治好吗？"

"我作为医生，是不能向患者担保完全能治愈疾病的，但我可以说有好转的可能性。因为有一些比您情况更严重的癌症患者，在我们这里接受治疗后就恢复了健康。"

医生这样说完，把我带到电脑屏幕前，给我看了比我病情更严重的患者的 CT 图像，图像显示这位患者的癌细胞在逐渐减少。

我开始考虑在这里接受治疗。

"您能不能给我介绍一下哪里可以做随访（一种医院定期了解患者病情变化和指导患者康复的观察方法）？"

我不想在掛川医生所在的那家医院做随访，因为我感觉每次去过那里后身体就会变差。

"可以。我认识一位东京大学医学部附属医院的医生，他是一位非常优秀的医生，不仅在现代医学治疗癌症领域首屈一指，同时还很关注替代疗法。如果您愿意，我可以把他介绍给您。"

这样一来，即使不在掛川医生所在的那家医院接受治疗，我也已经找到了第二条路，可以选择在这家诊所接受治疗。

"那今天我们就先到这里吧，等下次我再来就诊时，您再跟我讲讲治疗的具体过程。"

我决定要在这家诊所进行治疗，接下来的问题就是怎么跟挂川医生交代了。

11月24日，我再次来到了挂川医生的诊室里，他依旧皱着眉听我说话。

"医生，这段时间让您费心了，我已经决定好治疗方案了。"

"是吗，那您想怎么做呢？"

"我决定不接受药物治疗了，我也不想接受药物治疗。"

听了我的话，挂川医生叹了口气。

"您可以选择用副作用比较小的抗癌药物。"

"不，即便如此，我也不想接受药物治疗，我想接受替代疗法。这段时间承蒙您关照。"

"我知道了。"挂川医生眉间的皱纹更深了，他眯起眼睛说：

"那您尽快申请医疗护理服务吧。"

"医疗护理？"

"是的，您想要接受替代疗法的那家诊所，医生有医师执照吗？"挂川医生声音冷淡。

"嗯，我想是有的。"

"那现在可以让他们帮您申请医疗护理服务了。"

"为什么呢？"

"如果到了您身体不能动的那一天，再申请会有很多不便，所以现在提前申请比较好。"

"您是说我的身体将来会动不了吗？"

"是的，癌症不断发展下去，总会有那一天的。"掛川医生断言道。

"真的吗？"

"接下来，您的原发肿瘤可能会越来越大，继而转移到胸膜，到那时候胸口疼痛会非常剧烈。"掛川医生在"非常剧烈"四个字上强调了一下，我不由得按住左胸。

"之后肿瘤可能会扩散到整个肺部，您会咳嗽不止，而且会经常咳得很厉害。"

"咳嗽……"

"还会出现血痰的症状，也就是痰中带血。"

"血……"

"一旦肺部淋巴肿大压迫声带，就会造成发声困难，发出沙哑的声音。"

"……"

"而且，调节气道闭合的会厌将不能正常工作，这样您喝水时水会呛进气管，可能导致呼吸困难。"

"……"

"此外，您还会感到浑身倦怠，连起身都困难，只能卧床。"

"……"

"您如果到了卧床不起时再申请医疗护理服务会很不方便，所以提前申请比较好。"掛川医生抬头看着我，说出的话令人恐惧。

我沉默着，什么话都说不出口。我不想听到"不能动""卧床不起"这种我甚至连问都没有问过的话。

"您如果不在我们这里接受治疗，今后我们将不会提供给您任何的病情问诊和随访服务，请在您所选择的诊所进行。"掛川医生继续说。

我又重新恢复了冷静。这是对我的挑战，这家伙在向我宣战。好吧，那我就接受这场挑战。存活率只有三成又怎样？我绝对会活下来给你看看！

我无畏地笑了。

"好的，这段日子麻烦您了。掛川医生，我一定会打败癌症，等康复之后再来拜访您，到那时还请您多关照。"

我站起身，握了握掛川医生的手，然后大步走出了诊室。

活下来，让他看看，让他承认他的失败。竟然对我说那种恐吓的话，他是在威胁我吗？是因为我拒绝接受他的治疗吗？我一定会赢得战斗活下来。

我绝对不会输。这场战斗，我决不能输！

我在心里发泄着愤怒，大步离开医院。

活下来，让他看看，

让他承认他的失败。

我绝对不会输。

这场战斗，我决不能输！

15　姗姗来迟的疼痛

自从那天见了掛川医生后，我身体越来越感到不适，脑海中再度响起掛川医生的声音。

"会感到胸口疼痛。"

"会止不住地咳嗽。"

"会痰中带血。"

"会饮水困难。"

"会浑身无力。"

"会卧床不起。"

啊！都给我闭嘴！！！

我突然意识到，我的思绪已经被掛川医生占据了。每每摇头想把他的形象从脑海中驱逐出去，他却马上又带着一贯的表情，皱着眉再次对我说：

"您会感到胸口疼痛。"

"会止不住地咳嗽。"

"会痰中带血。"

"会饮水困难。"

"会浑身无力。"

"会卧床不起。"

我的大脑像是被他控制了。这期间，我在培训讲话时也会频繁地咳嗽，常会有痰卡在喉咙里。不好，我会变成掛川那家伙说的那样吗？一阵不安涌上我的心头。

然而就在某一天，我养了十一年的狗死了。从今年夏天开始，它健康状况变差，病了一段时间，所以妻子带它去了医院，没想到它当晚就这么突然离开了。

我接到消息赶到医院，抱着它的躯体大哭。它的脸、声音、样子，明明它的一切都那么生动可爱，但眼前的它已经一动不动了，还残留着余温的身体毫无生气，就像在喻示着生命的能量已经消逝一样。

"也许它是代替我死的。"我小声说。

"也许吧。"妻子垂眼。

我如果死了，也会变成这样吗？我抱着它的尸体，眼前却浮现出自己的尸体。不，我怎么可能死？不会死的！我立刻摇头否定这种想法，但自己苍白又毫无生气的脸却并未消失。

＊　＊　＊

11月28日下午三点左右，我感到左胸肿瘤的部位开始一跳一跳地疼痛。我马上开始做深呼吸，疼痛稍有缓解，我松了口气。

然而到了晚上，这种疼痛感又来了，而且我出了一身的汗。那一阵子，我每晚睡觉都会盗汗，有时一晚上要换三次睡衣。

好痛……疼痛突然变得强烈，我因剧烈疼痛而无法呼吸。

喘不上气了，糟糕，接下来会怎样？

糟了！这种疼痛恐怕是癌症造成的。难道是肿瘤转移到胸膜了吗？会出现掛川医生说的那些症状吗？肿瘤会继续扩散吗？

"您会卧床不起。"掛川医生阴沉的表情浮现在我的脑海中。

别说了，吵死了！

疼痛越发强烈，那种一跳一跳的痛感越发强烈。

好痛……好痛啊！

年轻时练习拳击，我曾被对方一拳打到脸上失去意识，甚至被打到肋骨骨折，但也没有现在这么痛。

这种痛感，就像是每一秒有一颗生锈的钉子钉进我的左胸一样。也许一次还可以忍受，但是每秒持续不断地钉入，怎么可能忍受得了！

钉、钉、钉……

我的左胸里好像有一颗颗钉子按着节奏被钉进来。

这样下去我会死吗？给我停下来！

好痛，真的好痛！

死原来就是这种感觉吗？有生以来第一次因为疼痛而意识到了死亡。

这样下去可能会死，怎么办？要叫救护车吗？但是，到了医院要怎么对医生说？

"我得了癌症，还是4期。"

"啊，这真是太不幸了。"医生大概只能这样回答我吧，仅此而已。

疼痛越来越剧烈。我已经快无法呼吸了。

我尽量慢慢呼吸。如果呼吸动作太大，胸口的疼痛会更加难以忍受。于是我尽量保持胸腔不动，小口吸气吐气，并加快呼吸节奏来获取更多的氧气。总之要冷静下来。

我把意识集中到呼吸上，但钉刺般的疼痛并没有缓解。

我抬手去擦额头上的汗，突然灵光一闪。

对了，药！吃点药试试吧！

自从确诊癌症以来，我严格按照立川的诊所医生的指示进行食疗，不摄入一切含有化学成分的东西。可能是我太专注于食疗，以至于我完全忘记了吃药这回事。

"切记不能吃药，感冒药也不行，那样反而会害了您。"立川的诊所医生的脸突然浮现在我脑海里。

换作是您，能忍得了这种疼痛吗？现在不是说这些话的时候，我已经忍受不了了。我晕乎乎地掀开被子下了床，走向客厅的药箱。正好妻子不在客厅，我不想让她看见我痛苦的样子。

"啊，找到了！"

不知道吃药有没有效果，但我希望它能起作用。拜托了，一定要起作用啊！

凌晨一点十五分，我急急忙忙把药和水一起吞下去。吃完药大约二十分钟，疼痛逐渐减轻，钉刺般的痛感没那么强烈了。药起效了。疼痛渐渐地从钉刺般的痛感减弱成了针扎般的痛感。

凌晨两点二十分，疼痛基本上消失了，针扎般的感觉也消失了。

啊，不疼了，我不禁双手合十。感谢药物研发人员！感谢制药公司！感谢妻子，把药备好放在家里！终于得救了，本来还以为自己真的会死。

但是，这次是靠药物来抑制疼痛的，如果药效过了，疼痛会不会卷土重来？今后我难道要一直靠吃止痛药来维持下去吗？不过，现在考虑这些也没有解决办法，不管怎么样，先睡觉吧。

我换下被汗浸湿的睡衣，再次盖上被子。

* * *

次日，我来到公司上班，距离我上次来公司已经有一周的时间了。

乘坐电车时我又想起昨夜的剧痛，那种体验真是太糟了。

昨晚因为疼痛做不了深呼吸，我现在决定试试看。我深吸一口气，让胸腔大大扩张，新鲜的空气涌入肺中，这次完全感受不到疼痛。我这才意识到，可以大口呼吸而不用忍受疼痛原来是这么幸福的事。

阳光从车窗洒落，我的脸和手都沐浴着温暖的能量，多么温暖、多么美好啊。我以前竟从没发现，原来世界是这样闪耀。

只要活着不就足够了吗？仅仅是能顺畅呼吸这件小事，都可以让人感到如此幸福，所以人生难道不是充满了快乐吗？活着本身就是一种奇迹，仅仅是活着，就已经十分美好了，不是吗？

我意识到以我现在的身体状态已经不能再工作了，我不能带着这种疼痛会随时袭来的不安感继续工作，于是我彻底从公司离职了。

只要活着不就足够了吗?

仅仅是能顺畅呼吸这件小事,

都可以让人感到如此幸福,

所以人生难道不是充满了快乐吗?

活着本身就是一种奇迹,

仅仅是活着,

就已经十分美好了,不是吗?

16 真正重要的事物

　　每天，我都会感到胸口如针扎一样地疼痛，还伴有异物感，很难受。喉咙也经常肿胀，说话超过三句就会生痰，不能与人顺畅沟通，只能靠打手势来交流。有时痰会突然从胸口深处涌上来，而且一咳起来就止不住。

　　到了12月份，我发现痰中开始带血。

　　必须要阻止病情发展才行。我现在一边在立川的诊所接受治疗，一边服用中药，但我还想再加上一种治疗方法，就是按摩治疗。我在网上预约了一个中医按摩馆，虽然我对按摩治疗癌症的效果抱有怀疑的态度，但还是决定先试试看，如果觉得没有效果，就随时停止。

12月9日，我拜访了这家按摩馆的医师。他是一位满头白发的男性，看上去有六十多岁，表情有些冷冰冰的。

"我是山中。"老人冷淡地自我介绍。

在接受治疗之前，我先说明了自己的病情。9月确诊是肺癌4期，从前些天开始，原发肿瘤部位疼痛剧烈，且咳嗽不止……然后，我问出了我最想问的话。

"能治好吗？"

"这个不好说。我医治的病人中有很多人康复了，也有很多人去世了。"山中先生冷漠地说道。

"好吧……"

"请趴在这里。"山中先生指着床，我依言趴下。

山中先生的手轻轻地放在我的腰椎上，过了一会儿，他说道：

"脸朝上，平躺。"

我按他说的翻过身，脸朝上，山中先生的手在我的胸口上方若即若离地掠过。我微微睁开眼，看到山中先生闭着眼，还把手放在我的胸口上，表情像是在冥想。他的手一动也不动，指尖放在我的胸口，那里正是有跳痛感的地方。他怎么知道胸口疼痛的具体位置呢？不一会儿，我胸口那种跳痛感竟然神奇地消失了。山中先生好厉害，竟能做到这样的事。

"您是怎么知道我胸口疼痛的具体部位的呢？"经过大约一小

时的按摩治疗后，我问山中先生。

"因为触碰到您的疼痛部位时，我的手指会有针扎似的感觉。"他语气冷淡地回答道。

"我想预约下一次的治疗。"我觉得这次的按摩治疗是有效的，恨不得想立刻接受下一次的治疗。

"最近都预约满了，不过 21 号可以预约。"山中先生丝毫没有想从我这里赚钱的意思，直言不讳地回答道。

要等这么久吗？我虽然有点失望，但还是重新打起精神，预约了 21 号的治疗。

"再下一次呢？"

"28 号吧。"

"那 28 号也麻烦帮我预约一下。"

我又多了一件和癌症战斗的武器。

*　　*　　*

12 月 15 日，为了泡温泉和祈愿身体健康，我和妻子去日光市进行了一日游。

仔细一想，我已经很久没有和妻子一起出游了。我们坐上电车，从浅草出发，直奔日光市。

我们在电车里一边喝茶，一边闲聊。我眺望着车窗外的景色，回过头来，眼前就是微笑着的妻子。像现在这样的日子，我已经感到十分幸福了，明明幸福就近在咫尺，我竟从来没有发现。以前的我到底都做了些什么？

12 月的日光市有些冷，幸好出门时我听妻子的话多穿了几件衣服。妻子的话总是正确的，只不过，以前顽固的我总是听不进去她的话。也许正是因为我的顽固，我才得了癌症吧。

刚一下车，我就感到冰冷的空气扑面而来。但天气非常好，天空高远，晴空万里，令人心情舒畅。

我们步行去了日光市的一座寺庙，路上一边欣赏日光的街道，一边闲聊。中途还去荞麦面店吃了日光特色美食豆皮荞麦面，吃完面后感觉身体也暖乎乎的。可能因为今天是工作日，寺庙中的游人稀少。

我们走进庙里，我双手合十。

"希望我的癌症能够治好，希望我能继续活下去。"

在返程的电车里，我看着睡颜疲惫的妻子，心里想，能和这个人结婚真是太好了，即便像现在这样什么都不做，只要两人能在一起，也已经很幸福了。哪怕因癌症疼痛也好，咯血也罢，我依然还是很幸福。

我身边有很多人，他们都很爱我。我心爱的妻子和孩子们，父母和姐姐，公司的同事们，拳击馆的伙伴们，还有很多关心我、重视我的人……能有这些人在身边，对我而言是多么幸福的事。

*　　*　　*

12月中旬后，胸口的疼痛感越来越强烈，我需要经常服用止痛药才能扛过去。我虽然想尽量控制服药的次数，但忍受疼痛会消耗我大量的体力。

之前我曾问过立川的诊所医生，身体出现什么样的变化能够表明癌症好转。如果我接受的各种治疗方法奏效，身体也许会出现一些变化。而这些喻示好转的变化，也许能给我带来鼓励和慰藉。

"我不知道。"医生冷冰冰地说。

什么？他竟然说不知道？

也许这位医生在治疗的过程中并不怎么观察患者的状态。仔细回想，这位医生的问诊和治疗总在针灸后才进行，治疗时间也只有一分钟左右。这样看来，他的意见也没有什么参考价值。

"医生，我的肿瘤原发部位经常感到疼痛，这种情况能吃止痛药吗？"我虽然已经吃过止痛药了，但还是想再咨询一下医生。

"不可以。西医为了不让患者感受到疼痛，才研发了止痛药……"医生开始对现代医学进行批判，但是我是真的非常痛啊，甚至痛到感觉快要死了。医生终于结束了他长篇大论的批判，看着我的眼睛说："癌症不会带给人疼痛。"

"但我真的感觉很痛。"

"根据我的治疗经验，癌症是不会带给人疼痛的。"

"那我为什么会感到痛呢？"

"关于这个问题，我没法给您下结论。"

这根本不能算是答案。这位医生固然拥有食疗和针灸方面的专业知识，但在疼痛缓解上完全靠不住。

只有自己想办法了。我想到前些天见过的治疗师山中先生，他也许更了解癌症和如何缓解疼痛，我可以找个时间问问他。

到了 12 月下旬，只要深吸气，我的胸口就会感到剧烈疼痛，喉咙变得肿胀，说话声音也沙哑，我甚至忘记了自己以前的声音是什么样子的了。妻子听到我的沙哑嗓音后，每天都给我做一道蜂蜜白萝卜，说是对嗓子有好处。

我每晚睡觉都会大汗淋漓，一晚上要换三次睡衣，平日里还会咯血。

某天，我久违的去了拳击馆。真部馆长，以及我教过的拳击选手们都担心地询问我的情况。

"没什么，我一定会好的！"

我笑着回答，但沙哑的嗓音连自己听了都难受。

听到我的声音，大家瞬间露出惊讶的表情。

"我们相信刀根先生绝对能痊愈的，我们相信您。"

拳击选手们都很照顾我的心情。

拳击馆里的人们活力四射，他们打沙袋、跳绳、击打拳击球、互相对战。这是几个月前的我所身处的世界，但现在已经离我远去了。

我看着选手和练习生们跃动的身姿，热泪盈眶。

我再也不能像这样运动了……再也不能了……

当我一个人在家时，有时掛川医生的声音就会突然在脑海中响起。

"会感到胸口疼痛。"

"会止不住地咳嗽。"

"会痰中带血。"

现在的我正像他所说的那样，止不住地咳嗽，痰中带血。

那么接下来……

"会饮水困难。"

"会浑身无力。"

"会卧床不起。"

不要！我不要变成这样！

可死神却一直站在我的身后。

"看，你的努力都是白费功夫，你会死的。"

"不，我不会死，我不能死。"

"只要是得了癌症的人都会死，放弃吧。"

"决不放弃，我会反抗到最后一刻，这场战斗我一定会胜利。"

"哈哈哈，你已经时日不多了，你觉得你能活到明年春天吗？不可能的，我是不会让你看到樱花的。"

"你闭嘴！我一定要看到樱花，我会和妻子两个人去新宿御苑赏花！"

"你去不了的。等樱花盛开的时候，你已经不在人世了。"

"别说了！"

我好像会无意识地和死神进行对话。

不行，我不能再和这家伙说话了，否则会陷入消极情绪的深渊！

别去想，别去想，不要去想未来的事。想想此刻，只把注意力集中到现在能做的、正在做的事上。

只是，一不留神，死神就会再次来到我身后，对死亡的恐惧会再次将我笼罩。

*　　*　　*

2016 年的最后一天来临了。

我，依旧活着。

因为体力不支，迎接新年的大扫除工作交给了孩子们，我开始整理原先拍摄的照片。我把从 2002 年到 2003 年拍得不错的全家福挑选出来。虽然我的两个孩子现在已经是大学生，是男子汉了，但照片中的他们依然天真烂漫地笑着。看他们笑得这么开心、这么高兴，我的人生也变得丰富、充实而美好。

如果说我有什么后悔的事，那就是应该爱妻子多一些，再多一些，更多一些。看着照片中妻子的笑容，我不禁流下了眼泪。

谢谢你，一直陪在我身边。

真的谢谢你，和我一起共度时光。

真的，谢谢你。

别去想，

别去想，

不要去想未来的事。

想想此刻，只把注意力集中到现在能做的、正在做的事上。

17 身体如坠落般地……

2017 年开始了。今年一定会是充满好运的一年，而且一切都会越来越好，我相信，打败癌症将会为我开辟出新的人生道路。加油吧，我要活下去，我一定可以做到！

正月，我们一家人回到老家，父母非常担心我的身体情况，我努力表现得很开朗。

"没问题的，绝对能治好的。"

我一边用沙哑的声音说，一边露出了笑容。

"你吃饭怎么办？"母亲问。

"我现在的饮食是以蔬菜为主，我把自己要吃的菜带来了。你们不要顾虑我，尽管吃你们喜欢吃的吧。"由于我正在控制饮食，妻子专门把我要吃的菜装进保鲜盒里带了过来。

这时，上大学三年级的长子从琴盒里取出大提琴。他高中时加入了学校的弦乐队，负责演奏大提琴。我想起母亲会弹尤克里里，于是突然萌生出让这两个人合奏歌曲的想法。

"能合奏一曲给我听听吗？"吃完午饭，我向两人提出请求。

"好啊。"

母亲把乐谱递给长子，长子开始不太流利地演奏着。乐谱都是些童谣，有《红蜻蜓》和《晚霞渐淡》之类的经典曲目。母亲和着大提琴的旋律用尤克里里伴奏着，还唱了起来。

明年的此时，我也许就不在了吧，可能只剩下我的照片被摆放在佛龛上，这样的演奏场景我也许再也看不到了。一想到这里，我便忍不住眼眶发热。

还好今天我能回老家，能听到母亲和长子的合奏，眼前的一切都值得珍藏。我悄悄擦去泪水，没有被任何人察觉。

从老家回来后，长子对我说：

"爸，等您病好后我们去吃好吃的吧，您想吃什么呢？"

我又想落泪了。最近不知为何，我变得如此爱掉眼泪。而且这次从老家回来之后，我胸口的疼痛感变得越发剧烈，嗓子也只能发出断断续续的声音。

我感到身体的状况忽好忽坏，胸口依旧会感到针扎或钉刺般的疼痛，但每次接受山中先生的按摩治疗后痛感就会消失。我想再增加治疗次数，无奈山中先生那里的预约患者总是很多。如果我是百万富翁的话，我大概会花很多钱专门雇佣他，让他每天给我做几个小时的治疗。

*　　*　　*

1月下旬，我发现左侧颈部下方的淋巴处长了个米粒大小的鼓包。这是什么？我焦急地上网搜索，网上说，当癌细胞转移到淋巴后，淋巴处就很容易长鼓包，好像是叫作韦氏环淋巴瘤。

不会吧，竟然是转移瘤？

我突然想起我在某本书上看到的一句话："转移瘤是原发肿瘤进行的最后挣扎，是原发肿瘤逃出身体的症状。"

原来如此，那这个鼓包一定是癌症正在向好的迹象，我乐观地想。

几天后，我咨询了立川的诊所食疗医生：

"我这里好像长了个鼓包。"

"嗯，是有一个。"医生摸了摸我的脖子说。

"我看书上说，转移瘤是原发肿瘤进行的最后挣扎，是原发肿瘤逃出身体的症状。"

可他却冷漠地说："没有这回事，转移就是转移，是癌细胞的扩散。"

我希望他起码能稍微委婉一点告诉我这个真相。

见过立川的诊所医生后没多久，我的左侧臀部开始疼痛。只要坐在硬一点的椅子上，左侧的坐骨神经就会一跳一跳地疼。

一定是因为瘦了，屁股上的肉少了，我这样安慰自己。

但渐渐地，我不仅坐在电车和公交车的软座上都能感到剧烈疼痛，而且家里的椅子也坐不了了，只能在椅子上加了个反弹小的厚垫子。

进入 2 月后，我开始有些呼吸困难了，在湿热的浴室里感觉更为明显，是因为肺活量变小了吗？有时，身体还会出现倦怠感。

不，这些一定都是身体好转的反应，一定是癌症被赶走过程中给身体带来的负担。我已经接受了这么多的治疗方法，每一种方法据说都是可以打败癌症的，所以我的癌症是不可能恶化的，我鼓励着自己。

可是后来，我的左腿膝盖也开始痛了起来，每次站立时，膝盖支撑着身体的重量，钝痛的感觉就会向全身蔓延开来。为什么会这样？是关节炎吗？一定是关节的问题，不可能是因为癌症，毕竟病情应该是正在好转的。

每次去立川的诊所时，我需要乘电车，但渐渐地，我连在电车里站立也变得越来越艰难。我的左腿一旦承受一些重量，膝盖就会出现一跳一跳的钝痛感，而偏偏每次在疼的时候，车上一般是没有空座位的。每当这个时候，我都好想能有人主动给我让个座。就算我说自己是肺癌患者，可单从外表是看不出来的。

几个月前，我还是一个经常练拳击的人，现在看上去我最多算是个偏瘦的人吧。即便我站在"爱心座位"前面，恐怕也没有人会给我让座。

我曾想过，要是有一种能够代表"我是癌症患者，体力不足"这类意思的标志就好了，很久之后我才知道，癌症患者是可以佩戴红十字标志来表示自己需要帮助的。

我现在在电车里的日常状态是，站着膝盖会疼，坐着坐骨神经会痛，但我只能忍耐。没关系，治疗一定会有效果的。我总是会立刻否定我那些突然冒出来的消极想法。

我的视线扫过电车乘客们的一张张脸，心里有一种难言的失落感。

坐在我面前座位上的这位大叔，身材很胖，脸色也不太好，但他起码会活下去。与这位大叔相比，我如果像现在这样继续下去，恐怕我所剩的时间无几了。

为什么会是我呢？我既不抽烟也不喝酒，平时也很注意饮食，运动量一定也比这位大叔多，还对拳击乐在其中。我热爱自己的工作，每天也没有特别大的压力。可即使是这样，为什么还是我……多么不公平啊。

为什么，为什么是我？为什么不是这位大叔，而是我呢？

大叔的旁边坐着一位睡着了的老人。真是不简单，这位老人能活到这么大年纪。**我以前一直认为，长寿是没有任何意义的，**因为那只不过是徒增年龄而已，比起人生的时间长短，人生的意义更为重要。**但现在我觉得我错了，而且是大错特错。只要是活着，且能够好好活下去就已经难能可贵了。至少，我现在就做不到。**

我用尊敬的目光注视着熟睡的老人，在心中暗道：您真厉害，真的很厉害。能活到这么大年纪，我真的很佩服您。

*　　*　　*

某天，上大三的长子说要去买求职面试穿的西装，于是我和妻子两人同长子一起去了购物中心。

在西装卖场，长子和妻子在我前面走着。我看着两个人的背影，突然感慨：好想看到这孩子穿着西装上班的样子啊。不过，我恐怕等不到他走入职场的那一天了吧。想着想着，眼中的泪水已经模糊了他们的背影。

不行，我要打起精神来，没问题的，我绝对可以看到长子走入职场的帅气模样。

情绪这种东西，你一旦陷了进去，就像被拖进了一个黑洞一

<u>样</u>。有时，我的消极情绪突然袭来，为了调节心情，我会翻开一本小说，但也有怎么都读不进去的情况。视线扫过一行行的文字，但完全不知道写了些什么内容，根本无法进入小说中的虚构世界。

我也尝试过用打游戏来分散注意力。久违的给游戏机接上电源，开始玩一些以前让我一度着迷的游戏。但几乎每次刚开始玩没多久，我的头就痛得像要裂开一样，手脚冰凉，冷汗浸湿了游戏手柄，完全没办法继续打游戏，感觉好像再玩下去就会死一样。

我的大脑现在对疼痛分外敏感，稍微有一点疼就忍不住担心是不是癌症恶化了，但随后又在下个瞬间强行要求自己保持乐观，进行自我鼓励。

我的情绪也经常被癌症左右，为了消除不安和恐惧，我日复一日地拼命寻找身体好转的征兆。

今天这里的痛感减轻了，呼吸比昨天轻松了，膝盖没昨天那么痛了，等等。身体一定正在好起来！每天我都像这样给自己打气。

因为我的想法和情绪不受控制，所以我开始抄写佛经。在大脑放空的状态下，用毛笔抄写般若心经，练习专注力。

全神贯注地抄写佛经时，我就不会再思虑其他事情，能暂且挣脱有关癌症想法的束缚，获得心灵的安宁，这就是抄经的感觉，原来这就是静观，真是让人神清气爽。但是，每次一旦放下毛笔，关于癌症的想法就会重新占据我的内心。

某天，我收到了小泉先生寄来的一个包裹。他在日本拳击界很有名，被誉为拳击界的"活字典"，现在主要做拳击赛事解说的工作。他是我从高中时代起就很尊敬的人，我在做拳击教练的时候，曾和他在比赛现场说过几次话，但我们之间的交情仅此而已，甚至连我患癌这件事，他还是通过群邮件才得知的。

他会给我寄什么呢？我打开包裹，里面有与癌症治疗相关的书籍，还有著名拳击运动员穆罕默德·阿里的签名 T 恤衫。我们明明相交不深，他竟然为我做了这么多。包裹里面还有一张卡片，上面写着"请您加油"。看到之后，我忍不住哭了。

*　　*　　*

随着时间的推移，我感到身体的状况一天不如一天。呼吸艰难，走几步路就上气不接下气，站立时髋关节疼痛，坐下时坐骨神经疼痛。糟了，再这样下去情况不妙。

对了，我还有一些营养品，我想试试短期内多服用些营养品，于是决定每天喝一瓶诺丽果汁。总之，先坚持两周看看，应该会有效果。虽然购买营养品要花很多钱，但我不能吝啬，毕竟这是性命攸关的事。但坚持了两周，却并没有什么明显的效果。

算上营养品的费用，我每月的治疗费达到将近 30 万日元（人民币约 1.5 万元）。我感觉自己现在的境况就像在走钢丝，要么是生命先结束，要么是存款先用完。

进入 3 月份，我的左侧坐骨神经已经痛到让我没办法坐下，只能站立，但站立时髋关节也会疼痛。坐也痛，站也痛，我不知如何是好。

我走路的速度变慢了很多。走在路上时，不断被身后的人超过，而且走几步就会喘不上气。此外，呼吸困难成了常态，我已经忘记了顺畅的呼吸是什么感觉。

血痰也变得越来越严重，咳出的痰必定夹杂着血。

不能深吸气，也不能打哈欠，还不能侧躺着睡觉，否则呼吸会更困难。深呼吸时总感觉有什么东西卡在肺部，就会开始不停地咳嗽。

身体感到越来越沉重、疲惫，连正常站着稍微活动一下都会觉得很累。

我一直在看的电视剧在 3 月份刚刚完结，续集预告将在 11 月播出。11 月，那岂不是我没有机会看到了？瞬间，这个想法在我脑海里浮现。不会的，没问题的，一定没问题的，我可以看到，一定能看到的。我马上鼓励自己。

我也读了很多诸如翡翠小太郎、阿部敏郎等作者所著的激励心灵的书。这些书中都在说，所有事都是最好的安排，接下来好事也会继续发生。没错，患癌也好，4 期也好，这些经历对我来说都是最好的安排。我在心里安慰着自己，但这是真的吗？肺癌 4 期对自己来说是最好的安排，这可能吗？不，这恐怕不可能吧。怀疑的声音也同时在我心中回响，甚至比自我安慰的声音更加有力。

我还尝试过饮尿疗法，就是喝自己的尿液。据饮尿疗法相关资料介绍，尿液是记录身体状态的最佳信息源。将这一信息源再次输送回体内，身体就会自动根据信息源携带的信息进行自我修复，进而改善身体上出现问题的部分。资料中也记载了很多通过饮尿疗法治愈了各种疾病的例子，而且，据说饮早上起床后的初尿效果是最好的。

当我把残留着余温的黄色液体凑近唇边时，鼻子闻到了尿液独特的气味，这真的需要点勇气啊。算了，别磨蹭了，赶紧喝吧！我捏住鼻子，将尿液强行灌了下去。温热的液体入口，味道简直令人作呕。心里念道，赶紧喝，千万别尝味道。我咕嘟咕嘟地喝了下去，虽然早有心理准备，但味道实在太糟糕了。可是只要能战胜癌症，不管是饮尿还是食粪，我都能接受。

情绪这种东西,

你一旦陷了进去,

就像被拖进了一个黑洞一样。

18 分子靶向药物和吸引力法则

3月下旬，我与给我做按摩治疗的山中先生已经非常熟悉了。

他不再让人感觉难以接近，会为我提供饮食建议，还和我分享他的治疗经验，向我推荐营养品。

"最好摄取一点壳聚糖（chitosan），它可以帮助排出身体内有害的化学物质，用便宜简单的那种添加壳聚糖的营养补充剂就行。"

"可以用矿泉水稀释一些柠檬酸饮用，因为柠檬酸可以让身体调整为碱性体质，而碱性体质有助于抑制癌细胞生长。"

"还有温热疗法最好也不要做，我认识的好几位患者，都是在尝试过温热疗法后病情突然恶化的。"

"如果我的手接触做过放射治疗的人，我的治疗就会失效，所以我一直不接做过放射治疗的患者。"

山中先生所说的对我来说都是很重要的信息。他还提到了最新的治疗癌症的药物——分子靶向药物。

"我不能用分子靶向药物。"

"这样啊，可惜了，它可是非常有效的。"

"是的，医生说我不能用易瑞沙。"

"易瑞沙？医生是说您不能用易瑞沙？"

"是的，医生说我的 EGFR 基因突变呈阴性，所以不能用易瑞沙。"

"现在早已经不用易瑞沙了，用的是阿法替尼。您去的那家医院很奇怪啊，易瑞沙已经是被淘汰的药了。而且，有的患者虽然不能用易瑞沙，但阿法替尼还是可以用的。"

"真的吗？"

"是有这样的患者的。您还知道其他的分子靶向药物吗？"

"我想我应该也没有 ALK 基因吧，因为我在医院做过基因检测，已经过了两个半月了还没有消息。"

"是啊，ALK 基因是很少见的。如果谁能拥有的话，真能称得上是奇迹了。但是分子靶向药物种类很多，除了阿法替尼还有厄洛替尼，等等。"

"有这么多吗？"

"是的。您近期再去正规的医院做一次检查吧，原先那家医院听起来不太可靠啊。"

原来是这样，那好，如果有机会就再做一次检查吧。

我都不知道分子靶向药物原来有那么多种。不过，我在患癌后才对这个领域有所了解，不知道也是正常的。**我希望医院能告诉我更多的信息，比如现在治疗癌症都用什么药、给我用的是其中的哪一种，等等。如果什么都不告诉我，只对我说治疗用的是某种药、治疗只能用某种药，那我就不得不唯医生之命是从。所以为了能和医生对等沟通，我需要提前收集与病情相关的最新治疗消息，**我可不想在不知情的情况下被当成临床试验的小白鼠。

* * *

3月下旬，我的左腿膝盖已经使不上力了。可能是由于经过了半年多的饮食控制，体内没有充足的氨基葡萄糖和胶原蛋白了吧。

膝关节的情况也不太好，我不能快步走路，腿痛得不能用力踩地，也不能用力站稳。爬楼梯时也很痛苦，我必须扶着扶手爬楼梯，中间如果不休息就喘不上气。

喉咙也感觉像被什么堵住了一样。正如掛川医生所言，我连喝水都会呛到气管，不能大口大口地喝，只能一小口一小口地咽。

先喝一口看看有没有被呛，再一口一口接着喝，一直重复这一过程。

就算我什么都不做，气道也常常会突然闭合，令我无法呼吸，尤其是在睡觉时，气道闭合的频率更高，总感觉有什么东西随时会从咽喉深处反呛上来。每当这时，我总是慌忙起身，手按在胸口，集中精力吸气吐气，然后等待着心情平复。等我冷静下来之后，过几秒气道会再度张开，然后我就继续睡觉。没想到现在连呼吸也成了一件困难的事情。

我每天的情绪都很低迷，宛如身陷谷底，不过也由此看到了只有在谷底才能看到的风景。以前我一直认为，我的人生完全是凭借一己之力开创的，并以此为傲，但如今置身谷底才发现，事实并非如此。我并不是独自一人，我有家人、朋友，还有许许多多关心我的人，我却一直没有意识到他们的存在，也没有珍惜他们对我的情谊。我为这种想法感到惭愧，并深深感到自己的心胸是多么狭隘。

我一直认为自己很强大，但其实并不是。我很软弱，遇到不好的事立刻会变得胆怯，还会陷入消极情绪无法自拔，让死神在脑海中肆意妄言。我太软弱了，真是太软弱了。

那个自认为很强大的我，只不过是为了掩饰软弱的自己而制造出的假象，我努力地给假象注入能量，包括做讲师、学习心理学、打拳击，这些都是为了不用面对软弱的自己。但不知从何时开始，我把这个假象当作了真正的自己，忘记了它只是保护软弱的自己的铠甲而已，而我只不过是活在假象中的愚者，这恐怕就是我得癌症的原因之一。

为了解决眼前的困境，我制订了新的方案。只要能活下去，我一定尽我所能，做所有我能做的事。

我买了一本名为《吸引力法则》的书。以前就听说过吸引力法则，我隐约觉得吸引力真的存在于世界中，我要把"治愈癌症"给吸引过来。

这本书中提到"要有明确的目标"。目标？我当然有明确的目标——我要痊愈，一定要痊愈，这场战斗我决不能输，必须要治好。但我的身体状况越来越差，这是为什么？看来我要怀抱更坚定的态度才行。

到了 4 月，我的身体还没好，但也算是坚持治疗了七个月的时间。

某晚睡觉时突然感觉胸口发沉，心中充满了消极的想法，很痛苦，坐起来才感觉好一些，但到了第二天早上情绪又变得低落。虽然我一直相信自己有渡过这道难关的力量，也一直安慰自己患癌是重要的人生体验，但我现在已经被逼到无路可退了，这个过程真的很痛苦，我到底能不能撑过去？我几乎立刻想说些丧气话，但我不知道该对谁说，也不能说难过的话让家人担心。

我的生命还剩下多久？

真的能治好吗？

这段时间的治疗起作用了吗，还是肿瘤已经在扩散了？

谁能告诉我答案？

4 月初，长岭和土屋来探望我，我们在车站附近的一家咖啡馆见面。长岭是我在拳击馆的学生，在我休息的这段日子里，他连破强敌，登顶日本拳击排名榜第一位；土屋是前拳击冠军。两人一见到我便担心地询问起我的病情：

"刀根先生，您身体怎么样？"

"还可以吧。"

"您瘦了。"

"是啊，瘦了 9 公斤，现在算是拳击赛事中最轻量级的选手，我不用减重就能参加最轻量级比赛了。"我用沙哑的声音开着玩笑，但马上就开始咳个不停，咳出的痰里带着血迹。

"您没事吧？"

"没事，我会好的，我相信自己一定会好的。对了，你们听说过'吸引力法则'吗？"我急于分享在书里看到的内容。

"我没听说过。"长岭回答。

"其实我们看到的桌子和杯子等都是由基本粒子构成的。"

"基本粒子？"土屋用诧异的目光看着杯子。

"是的，基本粒子。如果用显微镜观察这个杯子，就会发现它是由原子构成的，更进一步观察还能看到更小的粒子。"

"好像以前学物理时学过。"长岭回答。

"如果继续观察就会发现，粒子与粒子之间不是完全贴合的，彼此之间有间隔。所以量子力学认为物质之间是充满空隙的。"

"充满空隙？"两人都不可思议地望着杯子。

"是的。有趣的是，粒子是时隐时现的，也就是说，它们会忽然出现，又忽然消失。所以从这点来说，这个杯子是不存在的。"

两人都一脸茫然地看着我。

"还有，粒子会反映出观察者的意志，观察者认为它会出现它就会出现，认为它消失了它就会消失。我想说的是，我们的身体就如同这个杯子，都是由基本粒子构成的。如果我们有明确的目标，也就是我们打开了自己身体遗传基因的开关，身体的基本粒子也会听从我们的意志，所以如果我们坚信身体能够痊愈就一定能够痊愈。"

"明确目标很关键啊。"两人点头。

"没错，最后还是取决于自己的目标，我认为这就是所谓的'吸引力法则'。"

"原来如此。那这场与癌症的战斗，别无选择，只能胜利。"土屋露出孤注一掷的眼神，话语掷地有声。

"是的，不允许失败，所以我要抱着一定能治好的强烈愿望，因为我只能赢。"

　　分别时，两人对我说："我们相信刀根先生一定能痊愈的。"

　　是的，一定能痊愈。我只有胜利这一条路可以选择。

以前我一直认为，

我的人生完全是凭借一己之力开创的，

并以此为傲。

但如今置身谷底才发现，

事实并非如此。

我并不是独自一人，

我有家人、朋友，

还有许许多多关心我的人。

19 死的觉悟

几天后，4月12日，我和妻子去新宿御苑赏花。

我们下了地铁，从地下通往地上的楼梯我行走起来十分吃力，仅仅100米的路程就让我上气不接下气。但是，妻子一直在我身边，她牵着我的手，温柔地拉着我向前走。

走出车站，大片的樱花在我眼前盛放，肆意地展现出生命的灿烂和喜悦。好美，真是太美了！我庆幸我来到了这里，不，应该是，我庆幸我能来这里。我曾多次以为我今年可能没机会看到樱花了，但现在，我还能来这里，还能看到樱花。开得绚烂的粉色樱花像在赠予我祝福。

我看着身旁的妻子，在心里暗暗发誓：我明年还要来这里，和妻子一起来看樱花，我们一定会来。

　　赏花回来后，没过几天，我突然在早晨开始剧烈地咳嗽起来。咳着咳着，我听到胸口发出"咔"的一声，瞬间，胸口像被利刃刺入一样，疼痛很快席卷了全身。

　　怎么了，发生什么了？我的身体动弹不得，像被固定住了一样。莫非是咳得太厉害，肋骨骨折了？

　　我浑身是汗，躺了大约一个小时，其间想换个姿势躺着，但每次我只要一动，胸口就一阵剧痛。我从药箱里翻出止痛药含在嘴里，过了几十分钟，我总算是能动一动了。

　　现在，除了做必须要做的事之外，其余的时间我总是想睡觉。

　　我的胸口也时常有一种异物感，像是被什么东西塞得满满的，难以呼吸，也不能深吸气。

　　好想把它们取出来、切下来、吐出来，但我无能为力，而体内的异物感日渐强烈。

　　真奇怪啊！根据吸引力法则，我明明有"一定能治好"的明确目标，但为什么病情还是没有好转？

＊　　＊　　＊

　　5月，三名拳击馆的学生很担心我的身体，他们一起来看望我。

"刀根先生，您还好吗？身体怎么样？"

"没事，我会好的，别担心。"我笑着回答。

但我刚一说完，就开始止不住地咳嗽，学生们担心地看着痛苦咳嗽的我。

"我觉得，世界上存在一种吸引力法则。"

我又把前几天对长岭和土屋说过的关于吸引力法则的话说了一遍，也许这对我来说是最后的救命稻草了吧。

在说话的过程中，纸巾很快就被我用完了。其中一名学生马上把自己的纸巾递给我："请用这个吧。"

"谢谢。"

纸巾被血痰染红，看着堆积成山的纸巾，学生们一句话也不说，也许是什么话都说不出来吧。

某天，快递员来敲我家的门。

"有您的快递。"

是我先前购买的营养品。

"谢谢，辛苦了。"我走到玄关，声音嘶哑地说。

"请您签个字。"快递员递给我纸和笔。

"在这里签，是吧？"

我接过笔，开始写自己的名字。

刀……根……

嗯？我的笔顿住了。"根"怎么写来着？我想不起来"木"字的右半部分是怎么写的。好奇怪，明明都写了几十年了，怎么会忘记？

"请稍等一下。"我含糊道，看向门口挂着的名牌，这才想起来它的写法。

我将"根"字的右半部分添上了，但不知道是不是边想边写的原因，写出来的字歪歪扭扭，像小学生刚学写字的时候写出来的一样。这是怎么回事，为什么会这样？

又过了没几天，我甚至连平假名的写法都忘记了。由于写每个字都要想，所以我写文章总是会花费大量的时间。从那之后，我就尽量不写字了，因为害怕面对那个连文字都忘记了的自己。再后来，我也会常常忘记手机键盘上的字母位置，所以我在手机上打字的速度也变得非常慢。不久之后，我变得像动物园的树懒一样，行动迟缓。

5月下旬，我因为咳嗽闪了腰，之后每次站立和行走的时候必须扶着什么东西，走路也是摇摇晃晃的，走30米就气喘吁吁。另外，髋关节经常像被针扎一样疼，即便我没有坐下，坐骨神经也会感到一阵阵针扎似的剧痛。胸口经常一跳一跳地疼，我既不能深呼吸也不能打哈欠，每次说话也不敢太用力，否则空气会从声带的缝隙漏出去，令我呼吸困难。因此，我都尽量说单个词语，更多的是用手势来表达意思。

每次去中医诊所的时候，从地铁站台到出站口这段路程对我来说十分艰难。我一边扶着楼梯扶手，一边步履蹒跚地上台阶，中途要休息好几次，到达地上之后还需要花几分钟时间调整呼吸才能继续往前走。每当这种时候我都会很沮丧：恐怕我以后连楼梯都爬不了了。

此外，因气道突然闭合而陷入呼吸困难的次数在不断增加，血痰也越来越严重，有时我甚至会吐出黑红色的血块。

右手麻木，我不清楚为什么会出现这种麻木感，而且右手的症状明显比左手要严重得多，右手活动起来也很困难，因此我下意识地开始使用左手。

也是从这时候开始，我的肋骨疼到不能侧躺，体重也比患癌之前轻了 10 公斤以上，下降到了 52 公斤。因为自己行走起来很困难，所以我放弃了爬楼梯而开始乘坐电梯。每天身体都感到疲惫倦怠，连起身我都嫌麻烦。这些症状正和掛川医生之前说的一样。

5 月 21 日早晨，我发现我的右眼上半部分像遮了一道黑色的帷幕，视野明显变得狭窄。我用左手先后遮住两只眼睛，发现右眼的视野很明显是异常的。不，一定是心理作用，明天我就会恢复的。虽然很不安，我还是这样对自己说。但第二天右眼依旧没有好转，甚至视野比前一天还要狭窄。不好，这可能真出问题了。

我慌张地用手机搜索，网上说这是视野缺损，是青光眼的症状。原来是青光眼啊，太好了，我松了口气。

我继续划着手机屏幕，看到文章最下方写着这样的内容：

"脑肿瘤也可能引起同样的症状，请尽快去医院进行检查。"

脑肿瘤？这说明癌症已经转移到我的脑部了吗？不，一定不会的，明天一定会好的。可是到了第二天，眼睛还是没有好转的迹象。看来我必须做个检查了。

我虽然没有接受过肺癌的随访，但每三个月我都会定期做一次体检，我决定到时向负责心脏疾病的主治医师松井医生说明情况。

"医生，我有件事想请您帮忙。"

"什么事？"松井医生用亲切温和的目光看着我。

"其实我现在没有做肺癌的随访，我能在您这里做个肺部的CT检查吗？"

"当然可以了，这不难。"

"谢谢！"

几天后，松井医生看着我的CT图像说：

"我们有专门负责看CT结果的影像学医师，根据他的诊断……"

"您说。"

"这里写着您的癌细胞进一步增殖，很可能已经扩散到肝脏了。"

"从肺扩散到肝脏了吗？"

"嗯，诊断报告上是这么写的。"

"不过，只是这样还好，之前我问诊的大学医院还吓唬我说癌细胞已经扩散到脑部了。"

"不，这里写着脑部可能也有问题。"松井医生声音低沉。

"脑部也可能有肿瘤吗？"

"嗯。"

松井医生把影像学医师的诊断报告打印出来递给我。

"最好去专门治疗癌症的医院再仔细检查一下。"

*　　*　　*

5 月下旬的某天，我叫来长子和次子。

"你们知道我被确诊患肺癌 4 期，到现在已经过去了九个月，4 期一年的存活率只有三成，我虽然也在努力活下去，但很可能今年冬天我就不在人世了。"

两个孩子都认真地看着我的眼睛。

"我死之后，你们要好好照顾你们的母亲，两个人多帮帮她。"

两个孩子默默地点头，像是已经做好了心理准备。

不久，出门买东西的妻子回来了。

"我想和你谈谈我死后的事。如果我死了，每月你能拿到大约15万日元（人民币约7600元）的保险费，孩子们也快工作了，所以你应该不需要辛苦太长时间。如果保险费不够用的话，你就把房子卖掉吧，租一间便宜的公寓，日子怎么也能过下去。葬礼不用花太多钱，一切从简就好。"

"嗯，我知道……可是……"

妻子低下头。

"你别留下我一个人，我不想一个人。"

妻子说着说着就哭了出来。

"对不起。"

我也忍不住哽咽。

开得绚烂的粉色樱花像在赠予我祝福。

我看着身旁的妻子，

在心里暗暗发誓：

我明年还要来这里，

和妻子一起来看樱花，

我们一定会来。

20 悲伤，你好

6月2日，我去见了我的朋友沙织。她也是一名癌症患者，是去年我在寺山心一翁先生的微笑互助会上认识的。她饱受癌症折磨，在治疗过程中，她了解到了一种心理咨询方法，该方法由心理咨询师梯谷幸司独创，据她所说，有人通过这种方法治好了癌症。

"我想学习这种心理咨询方法，想和真正的癌症患者对话。小健，你愿意让我给你做心理咨询吗？"

"可以啊。"我毫不犹豫地回答，我也对这种心理咨询方法很感兴趣。这种心理咨询方法的基本观念与中医的观念相同，都认为情绪和脏器密切相关。如果我们没有很好地注意到内心的某种负面情绪，日积月累，负面情绪就会造成压力并将其堆积在相应的脏器中，最终导致很多疾病的发生，而癌症是其中之最。

我们在咖啡店里坐下，沙织问我：

"您认为您患癌的原因是什么？"

"可能是因为我容易生气吧。"我给出了与之前回答沙良医生的问题时一样的答案。

"为什么生气？"

"因为社会啊，政治之类的事吧……我自己也觉得很荒谬，但不知道为什么，看到相关的负面新闻时我就会很生气。"

"这样啊……愤怒确实会影响肝脏，您患的应该是肺癌吧？但其实肺部对应的情绪是悲伤。"

"悲伤？"说起来，我好像从沙良医生那里听到过同样的话。

我一时想不出来原因，如果是愤怒，那我倒能理解，因为每次在电视和报纸上看到关于政治和国际形势的新闻时，我都会感到愤怒，自言自语地发泄不满。

"想不通啊，为什么是悲伤？"

"您身边有谁会让您感到愤怒吗？"

"可能是我父亲吧。"

"那我接下来可能会问一些关于您父亲的事，可以吗？"沙织低头看了一眼问题列表。

"可以。"

父亲曾在世界著名的汽车公司工作，当时是最年轻的销售分店店长，之后他辞去这份工作，又跳槽到了一家国际综合电机制造公司。从一名普通员工做到了分公司总经理乃至董事的位置，他就是社会上和企业组织里公认的成功典范。

"您的父亲知道您对他有这样的情绪吗？"沙织问道。

"他应该不知道。"

是的，我没有叛逆期，我一直隐藏着我的愤怒。

"您为什么会生气呢？"

"也许是因为我想从他那里得到更多无条件的认可。他对我的认可总是有附加条件，诸如如果能完成这个、如果能做到那个之类的。总之，他从来不会无条件地表扬我。在我看来，他一直在给我泼冷水，总是在批评我的缺点。"

现在想想，父亲大概是用这种自我逼迫的方式才取得了成功，所以也想用同样的方式来教育我。我成了一个工作认真努力的人，大概也是得益于此，可能这也是我在工作中屡屡受到夸奖的原因吧。

"您父亲是个非常严格的人啊。"

"是的，毫无疑问，而且我不记得他表扬过我。"

"您想得到他的表扬吗？"

"可能想吧。"

"那么，下一个问题：您是如何反抗您父亲的呢？"

"反抗？大概是尽量和他保持距离吧，不接近他，也不跟他说真心话。"

"为什么要和他保持距离，不对他说真心话？"

"因为不这样做的话，我就会受伤。"

"是这样啊。"

"因为无论我说什么，他都不会认可我、接受我，反而总是否定我、给我泼冷水、批评我，所以我总是很受伤。每当我有这样的感受时，我就想，那就最好不要接近他，这样我的心情就不会因此而变得糟糕。总之，他心目中的合格标准很高，所以他总是挑我的毛病。"

"那您有什么想要对父亲做却没做的事吗？"

"可能是没对他说'我爱您'吧。"

"您很爱您的父亲吗？"

"我想大概是吧，但我也不是很确定。"

"那您做了什么您认为不能对父亲做的事呢？"

"拒绝和他沟通，和他保持距离吧。"

"您有什么觉得必须要对父亲说却没有说的话吗？"

"应该是'谢谢'吧。"

"您很感谢您父亲啊。"

"虽然我很感谢他，但我并不想对他说出来，或者说没有合适的场合说。毕竟多亏了他，才有了今天的我，这一点毫无疑问。

他对我说过的话很多，其中也有不少对我有帮助的话，但我还是说不出'谢谢'，也不想说。"

沙织的目光落在问题列表上。

"您想和他更亲近地交流吗？"

"有时候我也想和他再多聊聊，聊各种话题，但我做不到。"

"您父亲给您制定过哪些规则呢？"

"他总是对我说，你要忍耐、要努力、要坚持。他还对我说过，要合群，要把事情做到超出对方的期待，要比约定时间早到十五分钟，只有这样才能在社会上生存，还有其他的，比如要有男子气概、不能哭之类的。我想这些都已经成为我的一部分了吧。"

其实父亲对我的要求还有很多，比如做事要认真、踏实，要不懈努力，不要犯错，要谨慎，不能给别人添麻烦，要遵守约定、尽最大努力、坚持学习、努力得到周围人的喜欢，等等。我想起了父亲制定的这些堆积如山的规则，它们在不知不觉中已经渗透到了我的生活中。

"在这些规则中，有您至今还在遵守的吗？"

"大概是要尽善尽美吧。"

"您对此有什么感受呢？"

"我感觉很痛苦。明明我做不到尽善尽美，却偏要强迫自己做到，因为总觉得自己做什么都做得不到位，时常感觉自己是个很糟糕的人。"

是的，不能失败、不能出错、不能输，当然也不能哭，要做就做到最好，这就是以前的我遵循的规则。

"这样确实很痛苦。那您对您的父亲说过吗？"

"说过什么？"

"说您很痛苦，不喜欢这样。"

"这怎么可能说呢。"

"那您就好好说一说吧。"

"在这里吗？"

"不是，是去见您的父亲，然后把这些话亲口告诉他。"

我浑身僵硬，一想到我和父亲对话的场景就让我紧张得浑身发热。

"是的，我希望您能直接说出来，把自己的感情毫无保留地传达给对方非常重要。总之，您要充分抒发自己的感情，这样导致疾病产生的负面情绪就能被释放出去了。"

要我直接和父亲沟通，把这些情绪释放出去？我的天！真是荒唐，我绝对不想说，也绝对说不出来。

"还有，您要对您父亲说一句话。"

"什么话？"

"我原谅父亲，这样我才能继续前进。"

真的要说吗？怎么办？我绝对做不到，绝对不想说。

"这是作业哟。"沙织微笑着说。

"好吧。"

我虽然口头答应了她，但却完全没有这么做的打算。

在回去的电车里，我望着窗外飞逝而过的景色，回想和沙织的交谈，一时间各种想法从我内心深处涌现。为什么父亲在刚才的对话中出现的频率这么高？为什么不是母亲而是父亲？为什么我对与父亲的关系如此执着？

如同云开见月一般，我突然灵光一闪。原来我一直想得到父亲的爱啊。我终于意识到了自己愤怒之下潜藏的悲伤，愤怒只是我为了不让自己感到难过而进行的伪装。

儿时的我，为了得到父亲的爱而努力着，而且是拼命努力着。我只是想被爱，想听到父亲对我说"我爱你""最喜欢你了""你已经很棒了"这样的话。我为了得到父亲的爱，不断强迫自己快速成长，拼命想成为他理想中的孩子，哪怕那并不是我，但我得到的却总是批评，于是从某天开始我就放弃了。我把失败的自己、弱小的自己、能力不足的自己、不完美的自己、胆怯的自己驱逐到内心的一个角落，把这些内心中的自己藏起来当作不存在，并对他们视而不见。我认为他们不是我，我比他们更强大。我会一个人活下去，再也不会听父亲说的任何话，我才不会成为同他一样的父亲！

像这样，我从心底排斥父亲。为了不让自己觉得自己很弱小，我用愤怒这种能量，创造出了一个强大而充满活力的、自信满满的自己。行动、行动、行动起来！我学习格斗技巧，储备心理学知识，工作上也获得了各类表彰和各种成就。我是胜者，我是优越的，是可以俯视他人的存在。

沙织说，肺对应的情绪是悲伤。

原来，我一直在感到悲伤啊！

如果我们没有很好地注意到
内心的某种负面情绪，
日积月累，
负面情绪就会造成压力，
并将其堆积在相应的脏器，
最终导致很多疾病的发生，
而癌症是其中之最。

21　完败……然后……

　　6月6日，我带着立川诊所的医生给我写的介绍信，与妻子一同前往东京大学医学部附属医院（以下简称东大医院）的呼吸科。但我这次去的不是呼吸内科，而是呼吸外科，我要拜访的是滨田医生。

　　滨田医生看着我的肺部CT图像，由于癌细胞扩散，我的整个肺部在CT上都变成白色的了：

　　"病情发展得很快，从与九个月前的对比来看，您的病是属于恶化比较快的那一种。"

　　那我之前的努力算什么？不，应该还有其他办法，还有回转的余地。

"现在新药正在批准中，没关系，还有希望。"

还有希望！只是听了这句话，我就精神一振。

"虽然我是呼吸外科的医生，不过我会给您介绍一位我院的呼吸内科医生。"

"好的，拜托您了。"

"如果有什么我可以帮得上忙的地方，请随时跟我说，不要有什么顾虑。"

多好的医生啊！

不知道是不是因为他说我的病情恶化得比较快，我感到身体疲惫不堪，一回到家就在客厅沙发上躺下了。

"大概是没有别的办法了吧。"

这个想法一直盘踞在我的脑海里。我的身体越来越无力，内心被绝望感笼罩。我很软弱，真的很软弱，甚至想要流泪。这时，坐在我身边的长子突然对我说：

"父亲，您原来一直觉得自己很强大，但不是的，您其实很软弱，非常软弱。"

长子像是在照顾我的心情，语气有些犹豫。

"我知道。"

"不过……"长子继续说下去。

"了解自己的弱点并且接受它，您才能变得更强大。"

我心想，这孩子说得不错嘛，已经超过我了。

* * *

两天后，也就是 6 月 8 日，我和妻子再次来到东大医院。

"您好，我是井上。"

这位医生大概三十多岁，性格干脆爽朗，说话时也会顾及我们的心情，让人很有好感。

"我是去年 9 月 1 日被确诊出癌症的，当时已经是肺癌 4 期。了解了很多资料和情况后，我并没有选择药物治疗，而是尝试了替代疗法。"

"嗯，我看了您的诊断报告。"

立川市的那家诊所医生为我写的介绍信上详细记录了我的情况，那位医生帮了我很多，我真的非常感谢他。

"根据您的 CT 图像来看……"

井上医生一边看着我的 CT 图像一边说道：

"您的病情发展得相当快。"

我和妻子对视了一眼，左肺处的巨大原发病灶在 CT 图像上看得清清楚楚。

"原发病灶有 3 厘米 ×4 厘米大，还有其他几处，看起来也是同样的大小。"

难怪我的胸中总有异物感。

"癌细胞扩散到了右肺，以前还不明显，现在已经能看到很多小的转移瘤了，右肺现在是处于多发转移的状态。"

去年 CT 图像上的右肺还是干干净净的，现在竟然也遍布着星星点点的小肿瘤了。

井上医生在屏幕上调出了我的肝脏 CT 图像。

"另外，癌细胞还扩散到了肝脏。"

"肝脏也有肿瘤吗？"

"是的，但这些还不会立刻危及您的生命，反而脑部的情况有些严重。"

这次，医生用笔指着脑部的 CT 图像。

"这个颜色很淡的部分是脑水肿，在您的左脑，大概左眼上方的位置。根据您左脑水肿的面积来看，您的左脑可能存在相当大的肿瘤。"

"您的意思是？"

"因为您的脑水肿直径达到了 5 厘米以上，所以脑肿瘤至少有3 厘米大小，如果再仔细检查，可能还有其他的脑转移肿瘤。"

"……"

"您现在脑部有这么大的肿瘤，如果不立刻住院治疗可能会有危险，比如您的手和腿可能会突然不能动，严重时还可能呼吸停止。"

但是我不想住院，就算听到医生的警告也很难改变一贯的想法。

像是知道了我在想什么似的，井上医生虽然有所顾虑，但还是摆出了明确的态度。

"如果现在有一百位医生，那么这一百位医生都会建议您立刻住院治疗的。"

"情况已经这么严重了吗？"

"请您认真考虑一下住院治疗的事。"

我暂时离开诊室去做血液检查，在等待出结果的这三十分钟里，我要决定今后的治疗方案。

我抬头看向等候区的天花板，妻子坐在我身旁，什么都没有说。我们各自无言，时间一分一秒地流逝。

"看来必须要住院了啊。"我轻声说了一句。

"嗯，是啊。"妻子也小声附和。

我长叹了口气，我们都不知道该说什么，已经……没希望了。

迄今为止，我已经不遗余力地做了所有我能做的事，想尽了一切办法。如果连这样都没有效果，我真的不知道还应该怎么做。**在我的人生当中，我还从来没有这样竭尽全力过，**甚至这一次为了治好病，可以称得上是赌上生命、破釜沉舟了。但即便如此，我还是失败了，而且是完败。我被癌症彻底打败，体无完肤。现在已经没有我能做的事了，我已经无能为力、束手无策了。

我彻底举起了白旗。

就在此时，我突然被一种轻快的感觉包围，呼吸也变得轻盈起来，像是突然来到了一个开阔的空间。因为我已经不再反抗了，不再执着了。因为我已经无能为力了，所以任凭摆布、听天由命，也只能听天由命了。

我的身体毫无力气，像水母一样软绵绵的。

"还好吗？"妻子担心地问。

"嗯，我没事。"

不知为何，我的心情感到轻松而愉快，像是一下子来到了一个全然不同的世界。

我把住院治疗这一决定告知了井上医生之后，他像是松了口气，对我说："我们会尽快为您进行脑部的放射治疗，另外，您还需要再做一次检查，以确认您的脑部是否还有其他暂未发现的肿瘤，我们也会根据肿瘤的大小调整治疗方式。首先，我们会针对您的脑部肿瘤进行为期两周的治疗，然后根据脑部肿瘤的治疗和恢复情况，再决定之后何时开展对肺部的治疗，所以请您至少先住院两周，出院的时间现在还不能确定，要根据您治疗的情况再做判断。此外，现在还不知道什么时候会有空床位，一旦有空床位我们会立即跟您联系，请您做好随时可以住院的准备。"

*   *   *

我离开医院回到家，但完全不记得是怎么回去的。一到家我就躺在了客厅的沙发上，但此时的我仍能感受到那种神奇的放松感和轻快感。这种感觉是什么？是全力以赴之后的轻快感吗？还是因为已经没有什么需要做的事了，所以感觉很放松？但总之，我的心情很愉快，因为我已经放下了。

原来这就是所谓的放过自己吗？迄今为止我都习惯于掌控一切，包括自己做事的方法、自己的心情、自己的恐惧、自己的人生，我一直在掌控着我自己。现在我把这一切都放下了，所以才这么轻松。 超越"自我"这个渺小的存在，是多么令人愉快！原来这就是达到了"超我"的境界吗？

我已经什么也不做了，什么也不想了，也不再继续挣扎抵抗了。之后要我受任何折磨都悉听尊便。人生啊，请带我去您所希望我去的任何地方，无论去哪里我都会欣然接受的。

我的嘴角自然地浮现出笑容。

"父亲，您现在只有享受生活了。"旁边的长子说道。

是的，只能如此了。虽然不知道人生将把我带向何处，但我还可以乐在其中。即便真的时日无多，我也要彻底享受剩下的时光。

来吧，来享受吧，再也不用战斗了。

　　我以前到底在和什么战斗呢？原来不用战斗的感觉是这么轻松啊。

　　我好像在这一天获得了新生。

"了解自己的弱点并且接受它，

您才能变得更强大。"

22 "灵魂的计划"

其实周围几乎没有人知道我被确诊为肺癌 4 期，这件事我只对很亲近的人说过。我既不希望别人用看一个将死之人的目光看我，也不想受到任何特殊对待，因为我相信自己会痊愈，所以想在身体康复后，云淡风轻地说一句："其实我曾经被确诊为肺癌 4 期，但现在已经好了。"可是目前的情况已经不允许我这样做了，现在的我已经陷入了无边无际的绝望中。

去年，我在寺山先生的互助会上认识了一个"癌友"，她在今年 1 月去世了。明明去年 10 月我们还在一起登山，她却在 11 月被查出患了脑转移瘤，12 月住院，虽然也接受了放射治疗，但还是在今年 1 月失去了联系。

我忘不了她最后在聊天群里说过的话。

"这个群聊小组带给我希望。"

"我想，我也许只能坚持到这里了。"

"我相信大家一定都能康复的。"

之后她就再也没发过任何消息了。过了大约两周，我从另一个朋友那里得知，她已经去了另一个世界。为什么？为什么要放弃啊？放弃的话一切不就都结束了吗？我又是不甘，又是悲伤，我回想着她的音容笑貌，不禁哭出了声。

我突然反应过来，我其实与她同病相怜，结局可能都一样。癌细胞一旦转移到脑部，就说明情况不妙，这正是我现在面临的情况。对不知道我生病的朋友来说，如果他们下一次收到的消息直接是关于我的讣告，那就太失礼了，所以我想应该先告诉他们我现在的情况。

向各位报告一件事。

去年 9 月 1 日，本人被确诊为肺癌，而且是 4 期。当时医生判断，我无法使用最新的分子靶向药物，只能用传统的抗癌药物治疗，但是我拒绝了这种疗法，选择了以饮食治疗为主的替代疗法。

我一直认为自己的身体情况还算可以，但最近开始感到有些呼吸困难，上个月又做了一次CT检查，查出癌细胞已经转移到了脑部。虽然肺癌似乎也在持续恶化，但医生说脑部的情况比肺部更危急，建议我立刻住院进行放射治疗。于是本人决定于下周开始，在东大医院接受住院治疗。

本打算在身体痊愈后再向大家汇报情况的，但现在想提前向大家说明情况。事发突然，很抱歉让大家担心了。但我想，现在正是我发挥自己的实力战胜癌症的好机会，请大家期待我康复归来的那天吧。

群发这段文字后，没过一会儿我便收到了许多留言回复，很多本来跟我已经很久没有联系的人也纷纷发来消息。

"刀根先生，我看到消息后非常震惊。多亏了您，我才学会了心理学知识，它对我现在的心理咨询工作非常有帮助。请您收到消息后一定要回复我，等您出院我去看您！"

"现在我只能祈祷您能尽快康复出院，希望您能勇敢面对现状，努力战胜疾病。我等着您的好消息。"

"请您不要勉强自己，当您觉得非常痛苦的时候，可以随时向我倾诉，我们是老朋友了，我也许能帮上忙！"

寺山先生也给我留言。

"感谢您告诉我您现在的身体状况。请充分发挥您的本领，认真体验治疗的过程，然后尽早恢复健康。其实癌症是可以被控制好的，虽然现在的医学界普遍认为它很难治愈，但其实治疗癌症的方法非常简单，与我们的大脑能否达到空无的状态息息相关。这些全都是我的肺腑之言，衷心期盼您能成功归来。"

留言超过了一百条，简直出乎意料，我从没想过竟然有这么多关心我的人。我一条一条地看着留言，脑海中浮现出每一个人的脸，他们的脸上都带着笑容。谢谢，真的非常感谢大家。

我以前一直认为要自己一个人背负所有困难，还要自己一个人孤独地战斗。要是能早一点说出"帮帮我"，"我很痛苦"就好了。曾经的我究竟因为什么这么一意孤行？是自尊心作祟吗？可这样的自尊心毫无价值，一味地逞强最终什么都得不到。既然如此，不如索性舍弃那些无用的自尊，变得更坦诚一点吧。

这时我突然收到了一封邮件。

"我想跟您见个面，您近期有时间吗？"

邮件来自一位已经二十多年没见的朋友——藤子女士。

"我认为癌症是非常好的礼物。这么说并不是想要冒犯您或安慰您，我联系您是因为我想更靠近奇迹，想亲眼见证奇迹。在我看来，无论靠医生还是治疗师，疾病都不能被完全治愈，因为患病与灵魂有一定的联系。到目前为止，我一直在尝试接收来自灵魂的信息，我想用这来自灵魂的信息助您一臂之力。"

*　　*　　*

次日，2017 年 6 月 9 日，我和藤子在中野站的检票口见面。二十四年前，我在一场研讨会上认识了她，那时她穿着一身黑衣，眼神锐利，话语犀利，能让在场的众人感到畏惧。她结婚后我们只见了一面，之后就是在社交网络上偶有联系。

"刀根先生。"

边招手边跑过来的她和二十年前截然不同，现在的她不像以前那般锋芒毕露，衣服也是以白色的和粉色的为主，整个人看上去温柔且有亲和力。

"读了您的消息之后，我觉得现在的您就是曾经的我。"走进咖啡厅，藤子说。

她注视着我的眼睛，又重复了一遍："您，就是曾经的我……"

听到这句话的瞬间，我的胸中涌出一股暖流，眼泪一下子落了下来。

"很想哭吧？"她用慈母般的眼神注视着我说。

我的眼泪像决堤的河水一样不断涌出，毫不顾忌别人的目光，我抽噎着哭个不停。

"究竟发生了什么事，您清楚吗？"看我心情稍微平复了一些，藤子问道。

发生了什么，她指的是癌症 4 期吗？

"不，我不是很清楚……"

"现在发生在您身上的，可是人生中最难的事之一。"藤子认真地注视着我的双眼说。

"最难的事？"

"是的，否则您是不会突然被确诊为癌症 4 期的，然后又因为脑转移瘤而紧急住院的。"

据说在精神世界里，"灵魂"会给我们布置许多课题让我们成长，所以我才会经历癌症 4 期这么痛苦的事。

藤子一句一句缓慢地说："患癌这件事呢，是您自己促成的。在一个人出生之前，命运就已经把他的人生蓝图给绘制好了，包括今生要经历的重要的事、和哪些重要的人相遇，等等。也就是说，这次的肺癌 4 期，是您自己的'灵魂计划'。"

瞬间，所有的事在我心中连成了一条线。为什么肺癌 4 期的确诊突如其来，为什么不是别人而是我，为什么我明明倾尽全力抗争却徒劳无功。原来是这么一回事！肺癌 4 期原来是我"灵魂的计划"！

下一瞬间，我又听到了来自心灵深处的声音：

"既然患癌症是自己'灵魂'制订的计划，那岂不是一定能成功吗？毕竟自己根本就不会制订自己无法实现的计划吧。"

分别时，藤子说："谢谢您今天来见我。我认识一位名叫河野的按摩治疗师，他住在伊势，是一个有真本事的人。他有时也会去东京，您如果出院，要不要试着接受一下他的治疗？他的治疗非常有效，您应该会有需要的。"

"非常感谢，等出院了我会去试试的。"

我虽然这么回答，但那时的我并不认为自己能出院。

不如索性舍弃那些无用的自尊，
变得更坦诚一点吧。

23 悲伤啊，再见

次日，我与母亲相约见面。

我一直记着沙织留给我的作业，虽然我依然不想和父亲进行交流，也不想对他说什么真心话，但因为我住院后的情况难以预料，能不能平安出院还是个未知数，也许今后再没有可以好好交流的机会了，所以我现在必须和父亲说了，也必须这么做了。最好的机会就是明天，因为明天父亲也能过来。

我下定了决心，然后给父母家里打了电话。

"明天我希望父亲也一起来。"

"你稍等一下。"

电话那边的脚步声走远，过了一会儿又返回。

"你父亲说他会去。"

我决定让长子也和我一起去，也许我作为一个父亲的时间不多了，把我的疮痍、我的不堪都原原本本地展现给他，这也是现在的我能做的最后的事。

* * *

6月10日，我和长子两人前往约定见面的咖啡厅，没过多久我的父母也到了。

"你身体还好吧？"母亲因为担心我，鬓边多了几许白发。

"你瘦了。"父亲也担忧地看着我。

"谢谢你们能来。今天我想对父亲说些话，是在住院前一定要对您说的话。"

父亲有些紧张地点点头。

"其实我在几天前接受了心理咨询，对方建议我要把自己的情绪释放出来。也许听了我的话后，您想要反驳我，会觉得我说的不对，但请您不要打断我，先听我说完。"

"我知道了，你说吧。"

"其实，我感觉自己一直没有得到过父亲的认可，也不记得被您表扬过。一直以来从您那里听到的都是'你要做这个''要做那个''这里做得不行''那里做得不到位''做得还不够''做得还差得远'之类的话，我感到非常痛苦。"

"你父亲是为你好才……"像是体谅到父亲的心情，母亲开口说道。

"嗯，我知道，但今天的目的是释放我的情绪，所以我希望您们安静地听我把话说完。"

我继续说下去："小时候您强迫我做许多事，我真的很反感。您对我说要做这个、要做那个、这个不能做、那个不能做。"

这些唤起了我鲜明的儿时记忆。

"上小学时，我特别不想给父亲看成绩单，因为知道您一定会说'怎么考成这样？有在好好学习吗？'。您还说过考这么差的成绩会找不到好工作，这样不行、那样不行……不过确实，我除了体育外，其他科目的成绩都不算很好，这是无可反驳的事实，但每当要给您看成绩单时，我就好像一个走向死刑台的囚犯，内心充满愧疚感。"

父亲沉默地听着，一旁的母亲忧心忡忡地点头。

"我到现在还都记得，小学一年级的暑假，因为我没有做完作业，您不让我看某个动画片的最后一集，让我把作业做完再看，我跟您解释您也不听。那一集只有三十分钟，只有三十分钟。我拼命地做作业，最后也没能赶上播出时间。当时我每周都看这个动画片，非常喜欢，但结果只有最后一集大结局没看到，真的很伤心。那时候也没有回放，错过了就看不到了。哪怕已经过去了四十多年，我最终还是没有看到那一集。这件事我一生都忘不了，永远都忘不了。"

"关于这件事，我向你道歉，对不起。"父亲低声说。

"还有小学六年级的时候，您把我的漫画书全扔掉了，那些漫画书都是我一点点存钱买来的，却都被扔掉了。那天我回到家，漫画书全不见了，书架上空荡荡的，那个空空如也的书架我一辈子都忘不了。还有您把电视机藏到柜子里的事。有一天我从学校回来，发现电视机不见了，就只剩下一个电视柜，我非常震惊，完全不知道发生了什么，而且因为没有电视机，所有我当时在看的节目也全都看不了了。除此之外，学习成绩也好，剑道训练也罢，我从不记得您曾表扬过我，一次都没有。"

住在我心底的那个孩子现在正在放声大喊。

爸爸为什么不爱我？我是那么差劲的孩子吗？因为我学习成绩不好吗？因为我不够稳重吗？因为我在学校总被批评吗？因为我总爱忘事吗？

"原来你这么想被表扬？可是，我也不记得我被你的爷爷表扬过啊……"父亲低着头说。

确实，我的祖父也是个严厉的人。

"虽然不同时代的人有不同的教育方式，但这些都是我的心里话，我也是接受了心理咨询后，才第一次察觉到自己真正的想法，我啊……"

我的胸中涌上一股暖流，想说的话哽在喉咙。

"我想听您说'我很爱你'。"

这句话一出口，我的眼泪就掉了下来。

父亲震惊地抬头看着我。

"一句话就可以，我想听您说'你是我的儿子，我的骄傲'，就这一句，一句就好。"

我已经泣不成声。

我想让您摸摸我的头，我想被您拥抱，我想被您夸奖，我想被您认可。为什么呢？因为我最喜欢父亲了！我回想起童年时的我，那时我最喜欢父亲了。正因为这样，得不到父亲的表扬，得不到父亲的认可，我才会那么悲伤。

深藏在心中的感情，如旋涡般喷涌而出。我现在很狼狈，因为哭泣和呜咽，我的肺部感到非常难受。视线变得模糊，看不清父亲的脸，喉咙被泪水呛住，我连声咳嗽，旁边的长子给我递来了纸巾。

"就只是'我很爱你'，就这一句就好，我只想听您说这句话。"要说的话堵在喉咙，我终于还是艰难地说了出来。

父亲看着我的双眼说："我当然爱你，我的孩子，这还用问吗？就连这次……"

这次哽咽的人换成了父亲。

"我想过很多次，我要是能代替你生病就好了……"父亲双目通红。

我还是第一次看到父亲的眼泪，母亲也在一旁流泪。

原来，我是被爱着的啊……我感到胸中漫过一股暖流。

"我是认可你的，不管是工作还是别的什么，都非常认可。我一直对你母亲说你很棒、很了不起。"父亲红着双眼道。

"原来您还说过这些话啊……今天谢谢您能听我说话，非常感谢您。"

最后我说："我原谅父亲了，这样我才能继续前进。"

父亲应该也有想反驳的时候，应该也有想说"那是你误会了"的时候。但他什么都没说，直到我说完最后一句话，他也没有反驳，而是全盘接受了我的话。

我看着父母远去的背影，我感到有种非常沉重的、苦涩的、令人痛苦的东西，从身体里被释放出去了，取而代之的是一股暖流填满了身体。我的胸口乃至全身，都感到异乎寻常地轻松。这难道就是沙织说的，把导致疾病的负面情绪释放出去的感觉吗？

然后，我再次听到了内心深处的声音：

"是的，我会痊愈的，也只有痊愈这一个选择。"

原来，我是被爱着的啊……

24 前世

　　和父母见面的当天晚上，我又收到了一封邮件。

　　"如果您明天有时间，可以见个面吗？"

　　发件人署名是"惠子"，她拥有一般人没有的特殊能力，可以看到人的前世。

　　从前我对与"灵魂"相关的事情感兴趣时，曾多次让她帮我看过我的前世。第二天是 11 号，正好我没有别的安排，于是我们相约在和我父母见面的那个咖啡厅。

　　"您好，您身体怎么样？"惠子客气地跟我打招呼。

　　我很相信她，因为在她拥有这种能力之前我们就已经认识了，所以她说的话在我这里可信度很高。她曾说当她和别人说话的时候，对方在前世的种种画面就会呈现在她眼前。她突然拥有这种能力的时候，曾一度怀疑自己是不是精神出了问题，不过现在的她好像已经可以自如地控制了。几乎没有什么人知道她拥有这一能力，她也不太想让别人知道，当然也不会靠这个挣钱。

她通常会一边看着别人前世的画面，一边将她看到的画面描述出来，事无巨细。从衣服的颜色、设计，到佩戴的首饰，家里的样子、房间的布局，有什么家具、用到多旧的程度，或者是所居住的城镇的风貌和周围人的气氛，等等，详细到让人只能相信她确实是能看到的。她会把全部信息都告诉我，包括我前世居住城市的大概位置、大致所处的年代、那时的政治局势，以及我是在哪里做着什么样的工作、与哪些事件相关、是怎么死的，等等。

惠子说我的几代前世基本上身份都是男性，而且可以大致分为两种情况。第一种是追逐金钱和女人，最后死得悄无声息；另一种是成为政治或宗教领袖，但我几乎都属于反对派势力，所以我的前世下场大多是被捕后处决。

"这一次您'灵魂'所制订的计划应该是长寿。"

我把前几天和父亲的对话告诉了她。

"真是太好了。"惠子一边感叹，一边拭去眼角的泪水。

其实我和父亲今生不是初次相遇，以前惠子就曾对我说："刀根先生，您跟您父亲有着很深的缘分呢。"

"什么样的缘分？不会是灵魂伴侣吧？"

灵魂伴侣是类似命定之人或恋人的关系，但这是不可能的。

"不是的，您在前几世，几乎每一次都是被杀的……"

我虽然早就已经知道，但也不太想听到这么直白的说法。

"而凶手，正是您的父亲。"

"什么？！"

原来如此，这就是所谓的宿敌吧。如果我和父亲一直是这样的关系，我就能理解了，而且非常认同。

"您每一世基本上都属于反对派势力，比如反抗王权的山贼，或是天主教的异端分子，等等，总之，每次都是被捕之后被杀掉，并且，每次负责抓捕您的人，都是您的父亲。"

原来是这样，所以我们才会这么水火不容。

"但是，您父亲不是个坏人，他是维持社会秩序的一方，他的工作是维护社会和平。"

确实如此，从小父亲就反复向我灌输要适应社会、融入社会的观念。

"但您的情况恰恰相反，您总是被社会排斥在外，然后不知因为什么加入了某种反对派势力，而且您的性格也很叛逆，最后总会做出扰乱社会秩序的事，您父亲就是被政府或教会派来处理问题的指挥官。"

我好像明白了父亲为什么总是对我那么严格。

"几乎每次您的父亲逮捕您后，他都会不厌其烦地问您想不想洗心革面、会不会改邪归正，他也不想杀您。可您很顽固，绝不低头，无可奈何之下，他只能选择处决您。所以，您现在能和您父亲相互理解，真是件好事。"惠子说。

经过昨天和父亲敞开心扉的对话，我和他前几世的恩怨好像已经化解了许多。曾经，我一直是崇拜父亲的，但憎恶也和崇拜的感情并存，现在这种矛盾感已经消失不见了。

肺癌 4 期，竟然治愈了我的前世。

"您现在能和您父亲相互理解，
真是件好事。"

25 崭新的视野

两天前，也就是和藤子见面的那天晚上，我收到了她发来的邮件。

"刀根先生，我之前跟您提过的那位治疗师，他最近在东京，我会试着帮您联系他，您也跟他联系一下吧，他叫河野修一。"

那位治疗师好像一般不会来东京，也许这次的巧合就是暗示着让我去见他。

"谢谢您，我会尽快联系的。"

按照藤子给的联系方式，我给河野先生发了邮件。

"您好，我是刀根健。藤子女士向我介绍了您，我这才冒昧给您发邮件。我下周将要住院进行肺癌的放射治疗，在治疗前我非常想拜访您，不知道您是否有空？"

"刀根先生，您好，刚刚我也收到了藤子女士的信息。我12号上午正好有空，您可以过来。"

"那我就在12号上午去拜访您，麻烦您了。"

和惠子见面的第二天，我和妻子两人乘坐地铁，在白山站下车，按照地图指示的线路往约定的地点走去。途中有一段100米左右的上坡路，我抬头看着这段路，叹了口气，现在走这么短的上坡路在我眼中也是困难重重。我每走20米就要停下来休息一会儿，然后继续走，再停下来，妻子一直温柔地陪伴着我。终于走完了这段路，到达了目的地，光是沿着狭窄的台阶爬到三楼，我就已经疲惫不堪了。

有位男士在约定的地点等着我们，他看上去很温和，和身上茶色的法兰绒衬衫非常相称。

"非常抱歉，让您在身体不适时远道而来。我是河野，爬完楼梯您感觉怎么样，不要紧吧？"

"我还好，谢谢您。我是刀根，这是我妻子。"

"我是丽子。"妻子也进行了问候。

"夫人也陪您一起来了，挺好的。"河野先生很开心地笑了笑。

我把从确诊癌症到决定住院之间的经过简略地说了一遍。

"这样啊，真是不容易。"河野先生认真地点头。

"接下来我要说的话，也许是刀根先生从没听过的，也可能令您很难接受。但这些话是我对在我这里接受治疗的每一位患者都会说的，您可以听听看吗？"

"好的，当然可以。"

"首先，既然身体和心灵两者不能分离，那么无论什么疾病也都会与心灵相关。我们人类和机器不同，不是零件的集合体。机器坏了只要换个零件就能修好，而人类身体的各个部分是相互联系的，所以这种更换某一部分的做法，一不小心就有可能造成死亡。因此有种看法是，无论哪种疾病都是全身性的，只是在身体最弱的部位体现出了症状。"

"原来如此，那我最弱的地方就是肺了。"

河野先生微笑着点头，说道："**您的身体知道自我治愈的方法。**"

"自我治愈的方法？"

"是的，**癌细胞并不是从外界进入的病毒或是混入的异物，而是由自身的健康细胞变化发展而成的。因此，知道身体如何复原的，也应该是自己的身体。**"

我好像在寺山先生那里也听到过类似的话：**癌症不是敌人，而是自己身体的一部分。**

"有种说法是，患者要与癌症进行战斗，但我进行了各种战斗，结果还是完败。"我笑了。

"是的，癌症就是你自身，和自身战斗是赢不了的，只会受到伤害。"

"原来是这么一回事。"我点头认同。

"如果以自身为敌，那么那个敌人会越来越强，自己越是觉得不能输，敌人也相应地越强大。"

既然说癌症就像是自己的分身，那我的分身一定是非常顽固且叛逆的，它也一定会不断努力生存下去，不甘愿消失，不甘心死去。我越是想消灭癌症活下去，就会不断对它发起挑战，相应地，癌症也会越努力存活，结果只会把我的身体变成战场。

"世上很多人认为疾病是敌人，是必须战胜的对象。一旦患病，绝大多数人都会把自己放在受害者的立场上，会去想为什么是自己得病，为什么自己运气这么差。"

从前的我也是这样，一直在想为什么偏偏患病的人是自己。现在我理解了，患病是我灵魂的计划。

"所有的疾病都与人的生活习惯和心理状态有关。从患病这一结果来看，人们也许会认为自己是受害者，但从疾病的成因来说，很多情况下，患者都没有意识到自己其实是一名加害者。"

"因为疾病的成因也在于自己，对吧？"

"是的，当自己的身体感到疼痛或是生病的时候，人们很自然地就会把注意力放在身体生病的部位。但我们接下来看待疾病的方式也许能分为两种：一种是关注疾病并与其战斗，只想要消灭它；另一种是虽然意识到了疾病，但却把它当成倾听'灵魂'声音的入口，用这次生病的经历来治愈整个人生。前者看待疾病的视角是局部的、线性的、单一的、分析性的，后者的视角则是全面的、立体的、多元的、直觉的。"

"原来如此，听起来很厉害啊。"

"疼痛和疾病是指引我们与自己的身体取得联系的向导，也提供了一个与'灵魂'建立更深层次联系的绝佳机会。"

我想起了在寺山先生的互助会上抽到的卡片，上面写着"目的"，也许癌症是为了让我懂得人生目的的意义才出现的……这样一想，癌症竟也变得稍微可爱一点了。

"用全面的视野来理解具体的事是非常重要的，所以需要提升自身视野的高度。"

"提升视野的高度？"

"是的。以房屋为例，我们平时都是住在一层，所以看不到更高更远的地方。如果前面还有其他建筑遮挡，那大概只能看到墙壁了。但现在让我们来假设这个房子还有电梯。"

我想象着我在一栋有电梯的房子里。

"乘电梯上到二层，能从窗户看到外面更远一点的地方。电梯不断上升，到了五层再看窗外时，可以看到被隔壁建筑遮挡住的景色。到十层、二十层、三十层……电梯越往高处走，我们能看到的地方就越远。"

我仿佛已经能看得更远了，连富士山都出现在视野里。

"我们置身一层时视野较狭窄，会因为眼前发生的事情而心绪混乱。如果把这些事暂且搁置，上到二层再看，可以看到其中一部分的问题。到了十层，就可以清楚地看到问题的另一面，并且明白产生问题的原因。到了三十层的时候，任何问题在我们眼中都不再是问题。到了五十层，我们就会明白，问题只是为了帮助自身成长而自己制造出的东西。"

"原来如此。"

癌症是人生给我设置的障碍，一定是这样，所以自己也应该有能力跨过这道难关。我现在就像是站在五十层，一切都看得清清楚楚。

"那闲话不多说，我们开始治疗吧。"

为了河野先生能够专心进行治疗，妻子暂时离开了治疗室。

"请趴在这里。"

我趴在治疗用的床上。

"请您放松，即使睡着了也没关系。"河野先生笑着说，一边调暗了房间里的灯光。

我感觉到河野先生在触碰我的脚腕，他的按摩手法很轻，我感觉很舒适。我想着这些，不知不觉就睡着了。

"好了，今天的按摩治疗先到这里吧。"

听到河野先生的声音，我睁开眼睛，发现竟然已经过去了一个小时，这时妻子走了进来。

河野先生打开灯说："整体来看，您身体左半边的气血反应比较迟滞。"

"您说的没错。"

我的癌症原发病灶在左肺，之后还扩散到了颈部左侧的淋巴，而且疼痛的髋关节和坐骨神经也都是左侧的。

"您的脑肿瘤也是在左脑吧？"

好厉害，他竟然连这个都知道。

"我的情况怎么样？"我问道。

"虽然您身体的一些部位因为疾病而变得衰弱，但整体的生命能量还是非常活跃。"

我听到"活跃"这个词，心情稍微好了点。

"您接下来是打算住院吧，能不能跟我说说您现在的心情是怎样的？"这次是河野先生问我。

"心情啊……应该说是顺其自然吧，或者是听之任之，但总之感觉非常轻松。"

河野先生微笑着说道："请您出院后一定要到南伊势来，那是一个充满自然能量的地方，非常适合调养身体。那里有一座山间小木屋，租金很便宜，您如果有时间，可以来住上一两周。"

"听起来真不错，我很想去。"

我非常想去南伊势，也想和妻子两个人去感受大自然，在林中漫步。此刻，我仿佛感到南伊势正在呼唤我。

同河野先生道别后，我发现手机上有一通东大医院的未接来电，于是赶忙拨回去。

"您好，我是刀根，刚才没接到电话……"

"刀根先生，能联系上您太好了，现在有空床位，请您做好明天住院的准备吧。"

于是，我的入院日期定于次日，也就是 6 月 13 日。

自从 6 月 8 日在东大医院见了井上医生后，意料之外的事接二连三地发生。先是 9 日去见了藤子女士，知道了"灵魂的计划"；10 日又和父母见面，释放了体内积累的悲伤情绪；11 日赴惠子女士的约，知道了治愈前世的事；12 日又接受了河野先生的治疗。虽然没有根据，但我确信这是命运给我安排好了日程。

这些事情自然而然地发生了，我做这些事完全是顺其自然。我一定能痊愈的。我，不会死。

癌症不是敌人，

而是自己身体的一部分。

26 住院第一天

　　6月13日早晨，我收拾好住院需要的行李物品，离开家去往医院。走出家门的那一刻，我突然想"还能活着回到这里吗？"，但转眼就把这个想法忘记了。更不可思议的是，我的心情仿佛去度假时一样，几乎完全不担心住院之后的事。

　　住院之前，我决定了三件事。

　　第一件事，是用放射疗法治疗脑部的转移瘤。这件事已经不是我自己能决定的了，就听医院的吧。

　　第二件事，是重新再做一次检查，包括采集癌细胞和基因检测。因为听了山中先生的话，我不再相信去年在掛川所在的那家医院的检查结果了。

第三件事，**虽然我生病了，但还是要保持心灵的健康**。在《追寻生命的意义》一书中，作者弗兰克尔无论身处何种严酷的环境，直到最后都没有丢失自我，且一直保持着乐观的心态，我也要像他一样。

我和妻子、长子三人一起走进了东大医院，在住院部办理了住院手续后，快步赶往指定的病房楼。我们乘坐电梯到了十三层，走向北区，对接待的护士进行了简单的问候。

"我是刀根，今天开始住院，请您多关照。"

"刀根先生，我正等着您。我是负责这间病房的护士长山越。"我身后传来一阵活泼的声音，一位很有朝气的女士正向我们走来，她就是山越护士长。山越护士长走到我们面前，开始向我们介绍病房。

"刀根先生的床位在这里。"

我的床位在护士站旁边的病房里。

"谢谢。"

"现在我把您的管床护士叫来。"

过了一会儿，一位年轻的女护士走进来。

"您好，我是嶋田，从今天起负责协助您的治疗，请多关照。"

这位护士给人感觉非常温柔。

"还请您多多关照。"我和妻子鞠躬行礼，长子有点害羞地笑了。

"住院部的饮食有普通餐和素食，您想选择哪种？"

"选素食吧。"

"您是想在病房吃还是想在食堂吃？"

"我想去食堂吃，一个人在病房吃很寂寞。"

嶋田护士一一向我确认了住院相关事项后，便离开了病房。

"这位护士真是个不错的人。"妻子说，我也点头表示同意。

不久之后，山越护士长送来了午饭。餐车上摆放着我已经很久没吃过的经过调味的食物，还有白米饭，我也已经十个月没吃过了。

"晚饭您可以去食堂吃。"她笑着说完，回到了护士站。

"终于能吃到正常的饭菜了啊。"妻子笑着说。

"是啊，虽然没有肉，但味道好香，已经没什么可挑剔的了。我在住院时就正常吃饭吧，不限制饮食了。"

"嗯，我也同意。"

久违的吃到了调过味的食物，虽然是简单的病号餐，我也觉得是无上的美味，毕竟我已经很久没吃过盐、糖、胡椒粉这些调味料了。

妻子和长子看到我这里一切都井井有条，大概放心了些，于是先回家了。

傍晚，嶋田护士抱着文件过来。

"我想跟您说一下接下来的住院安排。住院最开始的这几天以做检查为主，明天您需要先做一个 CT 检查。因为做磁共振检查需要先预约，预约成功后，我们会通知您做磁共振检查的具体时间。另外，预计在下周的 19 号到 23 号这五天里，对您的脑部肿瘤进行放射治疗。后天，也就是 15 号，要采集您肺部的癌细胞做一个活体组织检查，然后再根据检查的结果确定您肺部的治疗方案，所以您的具体出院时间现在还不能确定。"

我在住院前曾向井上医生提出，希望再给我的癌细胞做一次检查，也就是安排在 15 日进行的这个活体组织检查。目前一切进展都符合我的预期。

可能是想缓解我的不安，嶋田护士用不疾不徐的语气，温柔地对我解释着这几天的住院安排，明明这么年轻却十分可靠。我不禁问道："嶋田护士工作几年了？"

"这是第三年了。"

"三年啊，那您应该也开始带新人了吧？"

"是的，您好了解啊。"嶋田护士惊讶地说。

"我以前也在医院工作过，不过不是医生，而是给医生做培训，关于沟通这方面的。"

"啊，是这样啊。"嶋田护士笑了。

"不过还真是没想到，曾给医生做培训的讲师，自己竟然也住进了医院。"我也笑了。

"嗯……还有，您的起床时间是早晨六点，六点准时亮灯，熄灯是在晚上九点。"嶋田护士依旧笑着说。

之后，嶋田护士又向我说明了住院时的饮食、洗浴、就寝等事项。

"这里还有一份问卷，能麻烦您填写一下吗？"她递给我一份调查问卷，上面写着两个问题：

① 请对自己当前的病情做出评价。

评价共分为 7 级，第 7 级是"感到非常担忧"，第 1 级是"完全不担忧"。

② 关于此次住院，您的心情是怎样的？

评价同样分为 7 级，第 7 级是"感到非常担忧"，第 1 级是"完全不担忧"。

我看到问题，毫不犹豫地就圈选了两个第 1 级。嶋田护士瞪大了眼睛，像是看到了什么不可思议的事，然后有点犹豫地问道：

"那个……我还是第一次见到两道题都选第 1 级的人，想问问您为什么这么选呢？"

"嶋田护士，说出来您可能不信，但我确信我一定能康复。"对于自己的回答，我忍不住笑了出来。

"啊？"

嶋田护士愣了一下。她应该在病历上看到过我的情况，知道我患有肺癌 4 期，而且癌细胞已经转移到了脑部、肝脏和全身骨骼了。明明情况这么严重，我却能无凭无据地说自己一定能康复，还能平静地笑出来，她也许是觉得面前这个人的脑子有些问题。

"我确实相信自己能康复。"

"是这样啊。"嶋田护士有些勉强地笑了笑,返回了护士站。

过了片刻,进来了一位男医生。

"您好,我是沼田,是这间病房的主治医师。"他五官英俊,有点像以前的苦情戏男主角,但脸色很差,看上去十分疲惫。

"您好,我是刀根。"

沼田医生离开没多久,又有三位医生来到我的床边。

"我是加茂。"这位看上去最年长的医生大约四十多岁,感觉很聪明。

"我是福山。"福山医生大概是二十多岁的年纪,个子很高,总是一副笑眯眯的样子,给人的印象很好。

"我是若叶。"这位医生看上去是最年轻的,可以明显看出他有些紧张,像是还没习惯与患者接触。

"我们负责这间病房患者的每日诊断和检查工作,接下来还会有其他医生来给您诊断,放心吧。"福山医生爽朗地说。

"谢谢,这我就更放心了。"

真好啊,竟有这么多来为我诊断的医生吗?我的感激之情无以言表。三位医生走后没多久,又有一位男医生拉开床帘走进来,正是前几天给我问诊的井上医生。

"刀根先生,感觉身体怎么样?"

"井上医生,您还特地过来了。"

"嗯，一直想着过来看您一眼。您在门诊的诊断是由我负责，住院部这边的病房应该是由沼田医生负责，请您安心治疗。"

"谢谢您。"

井上医生笑眯眯地回去了。我躺在床上，看着奶油色的天花板想，能在这家医院住院真是太好了。

* * *

医生和护士们都离开后，正好到了晚餐时间。晚餐是鱼和味噌汤，还有凉拌青菜。经过调味的食物一入口，唾液就迫不及待似的大量分泌，这一餐十分味美。调味料真是太好吃了，我是多么幸福，这里真是度假胜地啊！

我透过食堂的窗户眺望着被夕阳映成深红色的东京晴空塔，心里感到非常幸福。

从食堂回来之后，我躺在床上，这时，我病床前的帘子被缓缓拉开了。

我疑惑地抬头望去，四年前退役的原拳击选手大场正站在那里。

"啊，大场！"

"刀根先生，好久不见。我今天在电影院看电影的时候，收到了拳击馆的矢沢发来的消息，这才知道了您的情况，我当时真是坐立不安……"他说着说着，一时哽咽难言。

"别哭，别哭啊，我没事的！"

"嗯，现在看到您我就放心了，其实我刚才都有点害怕拉开帘子……"

"没关系，我会康复，我坚信我会的。"

"我也觉得您一定能康复。"

"谢谢，我绝对会活下来的，所以不用担心。"

之后我们去食堂聊了很久。其实，自从大场退役之后，我们彼此就断了联系。我曾听说，他之前的工作不太顺利，过得非常辛苦，得知他现在已经辞去了那份工作，在新的职场环境里如鱼得水，我松了口气。

"我想重新练习拳击，只要有过一次拳击赛场的经历，就会觉得没有比这再好的体验了。"

"你想重新回到拳击赛场啊？不过你还很年轻，完全可以从头再来，可以先把现在的工作处理好了，再重新开始。"

"好，今天见了您，更坚定了我重返拳击赛场的决心，谢谢您！"

大场精神抖擞地回去了。

和大场分别后，我从食堂回到病房，看到床边的椅子上坐着一位男性，会是谁呢？他回过头，原来是几年前从拳击馆辞职的小泽教练。他是我的前辈，自从他辞职以后，我们还一次都没有见过。

"嘿，刀根，你还好吗？"他笑着打招呼。

"嗯，还不错。"我也笑了。

"你看，我带来了这个。"

他有点恶作剧似的递给我一个灰色的塑料袋，我往里一瞧，原来是情色杂志，好吧，是小泽前辈的风格。

"我觉得刀根你一定会没事的，所以我不担心。"小泽笑嘻嘻地抬手打了个招呼后，就跟我道别了，我很高兴他能这样说。

我看着留在床上的灰色塑料袋，在心里叹气，虽说我心态的确还不错，但也没有心情去看这些啊……话说回来，这些杂志一定不能让嶋田护士看到。我仿佛回到了中学时代背着父母偷偷藏书的时候，嘴角不禁浮现出笑意。

就这样，住院的第一天结束了，这一天真是发生了很多事。

久违的吃到了调过味的食物，

虽然是简单的病号餐，

我也觉得是无上的美味。

27 做检查的每一天

第二天早晨六点，嶋田护士来到我的病床边。

"早上好，您昨晚睡得好吗？"

"我戴着这个，睡得很好。"我取下戴着的耳塞笑着说。旁边床的大叔鼾声如雷，多亏了耳塞我才没受到太大影响。

"那真是太好了，您准备得很充分。"她也笑了。

"我要测量一下您早上的体温、血压和血氧饱和度。"

她一边说着，一边麻利地开始给我测量。我注意到，嶋田护士从昨天傍晚开始一直工作到今天早上，护士真的很辛苦。

"您还需要去测一下体重，体重秤就在走廊尽头的左侧，请您每天早晨测完体重后把结果告诉我。"

"好。"

"今天下午要做 CT 检查，请您不要吃午饭。"

早晨七点，我在去食堂的路上称了体重，是 52.6 公斤。因为身上穿着厚厚的睡衣，所以实际体重大约是 51 公斤。如果再轻下去的话，我的体重就到了拳击最次轻量级别，和长岭选手一样了。不过，长岭是减重 6 公斤才达到这个级别的，而我不用再减重了。

我不禁苦笑。在确诊癌症之前我大约是 62 公斤，曾经那么高强度的训练，再加上饮食控制都没有瘦，现在却大约轻了 11 公斤，癌症真是可怕啊。

由于医院旁边就是上野公园，因此从食堂看到的晨景是最美的。每天早晨，俯首便可看到公园中不忍池的开阔湖面，浓绿色的荷叶点缀其间，和不忍池中央朱红色的辩天堂（一座八角形佛教寺庙）形成鲜明对比。抬头可看到蓝天下的东京晴空塔高耸入云，我正身处最好的度假胜地。啊，真是幸福。我独自一个人待着，嘴角浮现出幸福的微笑。

午后，福山医生来到我的床边。

"我们医院有一项骨扫描检查……"

骨扫描是类似骨骼 CT 的检查，用来检测癌症的骨转移发展到了何种程度。

"您想做这项检查吗？"

"想做，麻烦您了。"我要做一切有助于治好癌症的事。

骨扫描定在 20 日的下午两点进行。

下午，父母和妻子来了。我告诉父母有四位医生负责给我治疗，他们好像终于放心了。

"不愧是东大医院啊。"

父亲好像对医院的设备、医疗体制和氛围很满意。

"总之，要好好听医生的，不要说失礼的话。"

"都说了让您放心，我又不是中学生了。"我苦笑。

母亲担心地叮嘱我好几遍之后，两人才回去。

下午三点，我要准备接受 CT 检查。为了增强影像的观察效果，医生需要事先在我的血管中注入一种叫作造影剂的化学药物。

"造影剂注入之后身体会发热，这是正常反应。"

正如医生所说，我像喝了酒一样，身体暖呼呼的。

"好，深吸气……请停住，不要动。"

我按照医生说的那样，吸气然后保持不动。现在我只能保持浅浅的呼吸，一深吸气就感觉胸口和喉咙有痰卡住，想要咳嗽，于是只能拼命忍住。

"好，请放松。"

听到这句话，我终于抑制不住地咳了出来。

CT 检查总算是做完了，今天也没有其他的检查安排，我回到病房，发现妻子正在那里等我，我很开心。

　　下午五点左右，妻子回去了。后来高岛女士来探望我，她曾是我培训课上的学生。

　　"非常抱歉打扰您。当知道您得癌症的消息时，我真是吓了一跳，想着一定得来看看您，所以我就过来了。"她说。

　　"没事，不用道歉，您能来我就很高兴了。"

　　"您身体还好吗？"

　　"嗯，没事，我会康复的。"

　　我们聊了将近一个小时，她说："明明是我来探望您，我却从您这里收获了力量。"

　　她带着笑容回去了。

＊　　＊　　＊

　　住院第三天是做活体组织检查的日子，一大早，福山医生和若叶医生就来了。

　　"今天的检查预计在下午三点开始，您想通过什么方式采集细胞？"

　　"通过什么方式……我可以自己选择吗？"

　　"是的，有两种方法。一种是将内镜和手术刀沿着气管伸入肺部采集细胞，另一种则是用穿刺针从肺部取出癌细胞。"

　　"那我想选择用穿刺针采集。"

上次我在掛川医生所在的那家医院做检查时，可能因为当时的肿瘤还很小，内镜在我的肺里搅动了将近一个小时，让我感觉非常不舒服。

"好的，请您今天不要吃午饭。"

我非常享受医院的食物，听到今天也不能吃午饭，心里感到很遗憾。

福山医生向我详细说明了检查的步骤后就回去了。

上午，长子给我带来了换洗的衣物用品。

"爸，感觉怎么样？"

"你能在这儿陪我到做检查之前吗？"

"可以啊。"

做检查之前，我一直都和长子待在一起，心情愉快了不少。

下午三点，病房外面传来车轮滚动的声音，一辆担架被推进来。

"请您躺上来吧。"福山医生微笑着对我说。

"那我去做检查了。"我对长子说。

"好，您去吧。"

我仰面躺在担架上，可以看到医院的天花板。

"那我们走吧。"

福山医生做出指示后，担架车轮继续发出滚动的声音，我眼前的天花板也开始移动起来。我想到影视剧中经常出现类似的场景画面，原来躺在担架上面的人有这样的感受啊，不过要比预想中更舒适一点。

　　天花板在不断移动，我完全不知道经过了哪些地方、接下来要去的又是哪里。

　　活体组织检查需要先进行胸部的局部麻醉，然后用稍微粗一点的针，从胸前刺入身体采集癌细胞。进入肿瘤科室，我首先接受了局部麻醉。

　　医生提示我"要开始了"，我听到轻轻的"扑哧"一声，像订书机发出的声音，但没有针刺入皮肤的感觉。

　　"好的，大功告成，细胞已经采集好了。"福山医生温和地说。

　　然后，我又躺上担架被推回病房。长子一直坐在病床边等我，他看到我没事后就放心地回家了。

　　晚饭后，原公司的董事长来探望我。

　　"身体怎么样？"

　　"感觉还可以。"

　　我们聊了聊最近的工作。

　　"我没想过要再雇佣员工来代替您，因为您是我们重要的伙伴。"她说。

　　我非常感谢公司和董事长能为我保留一个容身之所。

我还是无法接受

自己患有肺癌 4 期这一现实，

除非另一家医院再对我进行一次详细诊断，

否则我无法说服自己。

28 住院第四天

今天上午要做磁共振检查，这项检查主要针对我的脑部肿瘤，比 CT 检查更为详细，医生将根据磁共振检查的结果来确定放射治疗的方案。

对头部做磁共振检查，最让人难受的就是它的声音，我的耳边就像爆发了宇宙大战一样，好像一直有人在我耳边用激光枪互相射击。

下午，我前往放射治疗室向负责医生询问检查结果。放射治疗室在医院的地下三层，也是医院大楼的最底层，只有换乘电梯才能到达。

在无人的等候室里，广播的声音显得格外地大。

"刀根先生。"护士站的护士唤着我的名字。

进入诊室，我看到一位医生放松地坐在椅子上。

"我是放射科的齐藤。"齐藤医生说话带着点关西腔。

"您之前拍摄的 CT 图像不能清晰反映您脑部的具体情况，所以今天上午又请您做了一项磁共振检查。磁共振检查的精确度更高，可以看到您的肿瘤的具体大小。"齐藤先生指着电脑屏幕。

我脑中有一处颜色明显深一些，就像梅子干一样。

"肿瘤大小有 3 厘米左右，包括脑水肿的部分在内，直径一共有 5 厘米，算是比较大了。"

"是这样啊。"还是块大梅子干。

见我听到这些话后反应平淡，齐藤医生露出不解的表情。

"关于治疗方面，因为肿瘤过大，所以伽马刀这种治疗方法不适用，那就还剩下立体定向放射治疗和全脑照射治疗这两种方法。除了大脑左侧有肿瘤之外，您的大脑右侧也有一块白色的区域。"齐藤医生说着，在电脑屏幕上切换出另一幅画面，并指着上面白色的部分，"我觉得这里有点问题，但根据影像学医师的诊断，这里被判定为脑膜瘤。如果这里的脑膜瘤是转移瘤，那就需要用到全脑照射的方法，也就是用射线照射整个脑部。但因为这不是转移瘤，所以我们在经过讨论后，决定对您的脑部进行立体定向放射治疗。您同意吗？"

"知道了，我同意。"

"立体定向放射治疗要将头部固定，用射线从各个角度照射脑部肿瘤，比如这次照射这块区域，下次照射另外一块区域。"齐藤医生用手在自己的头顶上方边演示边对我说。

"预计您要接受五次放射治疗，每次辐射剂量为 35 戈瑞，所以要接受总剂量为 35 戈瑞的脑部射线照射，每次大约十五分钟。"

"时间这么短吗？"

"嗯，因为时间太长会有危险，每人每天可接受的最大照射量是有规定的，所以治疗需要分多次进行，且每天对照射角度也会进行一些调整。这些资料上都有详细的说明，请您回去仔细阅读。另外，因为射线对治疗脑肿瘤很有效，所以治疗效果应该会比较理想。"

齐藤医生把手边的一份打印的资料递给我，上面详细记录了我脑部肿瘤的大小、位置和治疗方法。

"还有这个。"

他把用 A4 纸打印的脑肿瘤磁共振检查结果递给了我，纸上印着我脑中的那块大梅子干。虽然我并不想要，但我还是抱着无所谓的态度接了过来。

"治疗将从下周一开始，请提前十五分钟到外面的等候区等待。治疗结束后您可能会出现头晕或恶心的症状，所以请在开始治疗前跟护士打声招呼，她会帮您准备轮椅。"

"知道了。"

"其他的副作用就是会脱发。"

"会脱发？"

"是的。"

算了，我已经无暇顾及头发会怎样了。

每增加一种治疗方法，

　我心里战胜癌症的底气就多了一分。

29 住院生活

住院的第五天和第六天是周末，所以医院没有给我安排检查和治疗。

为了提前给下周的放射治疗做准备，我开始服用一种叫作地塞米松（Dexamethasone）的类固醇药物。听医生说，这个药的作用好像是可以减轻和预防脑水肿。开始服用后见效很快，我感觉全身充满活力，原先的那种倦怠感和沉重感消失了，食欲也变得更加旺盛。

但我的胸口还会感到针扎般的疼痛，走 30 米就气喘吁吁，髋关节和坐骨神经也还是会疼，不过，能摆脱倦怠感就已经是很大的收获了。

本以为这周末既没有检查也没有治疗，我终于可以休息一下了，但我错了。从早晨开始就接连有人来探病，我还要对探病时间进行调整，让不同的人来的时间错开。

周六午饭前中野来了，他是一名退役拳击手。他虽然不是我们拳击馆的选手，但在九年前曾和我们的选手进行过比赛，我们因此而相识，此后，我们每次在后乐园剧场（日本最为古老的搏击格斗胜地）相遇时都会聊上两句，一来二去就熟悉起来。现在他在东京的某家拳击馆做拳击教练。

"刀根先生，来下盘象棋吧。"他从手提包里取出一副象棋。

我已经有几十年没下过象棋了，我这个患有肿瘤的大脑还能保持灵活的思维吗？

我和中野下了两局，结果是一胜一负。下过象棋后，中野的表情变得有些神秘。

"其实我有点事想请教您。"

"什么事？"

"是这样，有一位要参加比赛的选手，但在赛前他的左手受伤了，他叫舟津。"

"啊，我知道他。"

舟津选手以前曾到过我在的拳击馆里来比赛，是个礼仪端正的优秀青年。

"舟津很擅长左勾拳和刺拳。"

　　确实，之前见面时我发现他个子很高，手臂也很长，很适合打拳击。现在他的左手受伤不能用，意味着他的特长也发挥不出来了。

　　"而且，他还在跑步过程中伤了脚踝，现在不能自由灵活地做动作。所以我想向您请教，有什么办法能让他放弃比赛吗？"中野的眉毛皱成了八字，看起来相当忧虑。

　　"最好还是劝他放弃比赛，不能获胜也就算了，现在他这种情况甚至有可能受伤。"

　　"我也是这么说的，但他不听劝，执意要比。而且下场比赛还有一个新人参加，对方是有望夺冠的选手。"

　　"这可难办了……"

　　"馆长也劝过他，但他就是不听。"

　　据我所知，拳击手们基本都是一群无论处于多么不利的局面也会选择继续战斗的人，他们最不喜欢给自己找借口，诸如自己受伤、对手很强、情况不利等理由。也正因为如此，才更需要周围的前辈和教练冷静地对他们加以引导。我把我所想到的这些全部都告诉了中野。

　　"我知道了，我再和他本人谈谈。"

　　等到中野离开时，已经是晚上六点多钟吃过晚饭的时间了，在拳击的世界里，依然还有人会为了他人的事而这样热心，真好。

关于这件事的后续，也是无巧不成书。

最终，舟津坚持要参加比赛，然后惨烈地被对手击败，从后乐园剧场被救护车送到医院，但令人惊讶的是，他和我一样，也住在东大医院。中野也陪同舟津乘救护车来到医院，我后来从他那里得知，一般从后乐园剧场出发的救护车，运送伤员的目的地并不是东大医院，但因为那天附近其他医院的病床都满了，所以舟津才被转送到了这里。住院之后，舟津谢绝了亲属之外的所有探视人员，中野也没能见到他。

比赛结束后的第二天，我正坐在候诊室里等待接受医生的诊断，有护士推着一个坐在轮椅上的青年从我面前经过，我突然发现这个人竟然是舟津，于是连忙同他打招呼。舟津大概也没想到会在这里遇见我，他看上去也非常惊讶。所幸，他的伤没有我想象的那么严重，听说是眶底骨折，需要动手术。

那天下午，我到一楼迎接来探望我的一位友人。医院宽敞的大厅里人来人往，我却和舟津所属拳击馆的馆长以及舟津的父亲不期而遇。

这些看似偶然的必然，也许就是所谓的巧合吧。

住院的第六天是个周日，来探病的人更多了，一大早就有一位女士来探望我，她曾是我的培训课学生，这次是专程从小豆岛赶来的。一见到我，她大大的眼睛里溢满了泪水，然后又用手帕擦去。

"刀根先生……能见到您真是太高兴了。"

"我没事的,我坚信我能康复,虽然这样说并没有什么根据。等我康复了,我还打算去小豆岛旅游呢。"

"请您一定要来,我等您,就这么说定了!"

她离开时,另一位来看望我的退役拳击手正好进来。他虽然不是我们拳击馆的选手,但经常过来切磋交流,所以我们关系很好。

"一定要康复啊。"

"嗯,没问题。"

午后,次子带了很多漫画书过来,他挑了很多我可能会喜欢的漫画书,把纸袋塞得满满的,看上去很重。之后,我又和他下了一局象棋,儿子现在还赢不了我。一局刚分出胜负,我们拳击馆的真部馆长就到了。

"刀根先生,身体还好吧?"

每周日是拳击馆的休息日,真部馆长还特地过来看我,而且下一周的周日他也来了。傍晚,三位我教过的学生来看我,其中一人还是特地从冈山县赶过来的。

谢谢你们,真的非常感谢。

＊　　＊　　＊

没有检查和治疗，也没有人来探病的时候，时间只属于我一个人，我会有意识地努力做到"不胡思乱想"和"保持好心情"。过去的事、未来的事，全都不去想，因为想了也没有用，我只专注于开开心心地过好当下。

为了保持好心情，我把鸟鸣声、海浪声、海豚的叫声等能够治愈人心的声音导入手机，时常聆听这些声音。我拉上窗帘，沉浸在自己的世界里，躺在床上，带着头戴式耳机，听着耳机里传来的鸟鸣声，想象着自己正置身在森林里。在我脑海中，绿宝石般的树叶在翩翩起舞，沙沙作响。耀眼的阳光透过树叶间的缝隙洒在我的脸上，像发光的宝石一样熠熠生辉，多么美的景色！停在枝头的鸟儿们用啭鸣抒发着喜悦，讴歌生命当下的精彩。

不知不觉，我的身体放松了下来，僵硬的肌肉也舒缓开来，全身像浸泡在温水里，胸口和髋关节的痛感竟然也变得越来越轻微。我是多么幸福，宛如置身天堂。是的，此时此地就是天堂。

我感到四肢越来越沉重，身体中好像有一股温暖的能量在流动，如潺潺的溪流一般，从头顶流溢到尾骨。我的身体好像和床融为了一体，感觉不到身体的存在，这种感觉是如此舒适而愉快。

我感到非常幸福。无论患癌或是没有患癌，我都依旧感到幸福，而且这种幸福感毫无差别。此时，我已经完全被这种幸福感包围，不，我已经成为幸福本身。是啊，即使肉体消失，幸福也会永远存在。

我尽情徜徉在无限的幸福之海中，又从幸福之海回到现实世界的病床上，睁开眼睛。我觉得自己从幸福中来，又回到幸福中去。这样一想，死亡好像也不再令人畏惧，不过是回归于幸福之中而已。

在决定住院的那天晚上，长子把他的手机递给我。

"爸，这个很好听。"

屏幕上是日本女歌手吉田亚纪子在教堂举办演唱会的录像，唱的是《爱会回响》这首歌曲。我接过手机，戴上耳机，按下了播放键。随着钢琴弹奏出的音乐，空灵的声音流淌在耳畔，下一秒，我的泪水就夺眶而出。我面朝墙壁躺着，沉浸在这首歌曲里，我一直止不住地流泪。音乐的力量是如此强大，歌曲播放结束的那一刻，我感到自己的身心都被治愈了。

在住院期间，这首歌我每天都要听很多遍。闭上眼，听着亚纪子澄净的声音，我的心脏就像被净化了一样。

忽然想起，我还从没有对自己说过"我爱你"。我之前真是一点都不爱惜自己啊。

"抱歉啊……"我对自己说。

这时，我眼前仿佛出现了一个小孩子，看上去像是刚上小学的年纪，穿着一身脏兮兮的体操服。这个孩子用一种不安的、马上就要哭出来似的表情看着我。

这个孩子就是我自己！

至今为止我完全没有注意到的，一直被我无视的，我内心中那个儿时的我、决定视而不见的那个我；软弱的我、胆怯的我、没有自信的我、受伤哭泣的我……全部都是我。我之前竟然完全没有察觉，这个孩子就在我的心中……

对不起，真的对不起。

我像在心中拥抱这个孩子那样，双手抱住了自己。

对不起……我爱你，我爱你。

随着亚纪子澄净的歌声，我边说着"我爱你"，边抱住了自己，眼泪不断地流下来。

一天天、一次次，我听着这首歌曲拥抱自己，而在这期间，我渐渐地不再流泪了，取而代之的是露出温暖的微笑，我好像听到那个孩子在对我说："已经可以了，谢谢你。"

总之，我要把能做到的事全部做了，

绝不能懈怠也不能拖延。

我一定要消灭癌症，

然后活下去。

30 放射治疗

住院第七天是新一周的周一，我将从今天开始接受放射治疗。一大早，我来到放射治疗室，那里已经准备好了一个网状白色塑料面具，应该是上次和齐藤医生见面时拓印的那个，这个像击剑面罩似的面具与我的面部轮廓完美贴合。

我戴上面具，医生用螺丝钉固定住面具的边角处，以保持我的头部稳定。

"好了，已经做好准备，要开始进行治疗了。"

"好的。"

滋滋滋……

我听到一阵特殊的低音，忽地想起以前给我做心理咨询时，沙织说过的话。

"当进行治疗或检查的时候,你就在心里说:我要通过这次治疗恢复健康,感谢现在赐予我一切的人们。"

在治疗时如果感到不安或畏惧,疗效似乎会大打折扣。于是我就在心里反复默念:"我进行这次治疗,是为了身体能恢复健康。"

在重复这句话的过程中,感激之情油然而生。我能接受治疗,还要多亏了发现放射线的人。好像是居里夫人吧?我回忆起儿时读的人物传记中的插图。

"科学家居里夫人,谢谢您。因为有您我才能恢复健康。"

还要感谢发明这台仪器的人。

"发明放射治疗仪器的工作者,谢谢您。"

还有实际制造这台仪器的技术人员。

"制造这台放射治疗仪器的技术人员,谢谢您。"

还要感谢把这台仪器安装在这里的人。

"把这台放射治疗仪器安装在这里的人,谢谢您。"

还有使用这台仪器为我治疗的医生和影像学医师。

"使用这台放射治疗仪器为我治疗的人,谢谢你们。"

最后,这些人的形象都浮现在我脑海中。

"谢谢,谢谢,谢谢各位!"

我在心里表达着感谢,不知不觉,十分钟的放射治疗很快就结束了。

　　放射治疗是我每天早上的第一项治疗，治疗从住院的第七天
一直持续到第十一天。

　　某天早上我从床上起来，发现枕头上满是掉落的头发。终于
开始脱发了吗？我摸了摸头，又试着用手抓了抓，头发很轻易地
就被我拔了下来。我不喜欢床上全是头发，所以想先去洗澡。用
淋浴器洗头时，排水沟里也落满了我的头发。掉发掉得好严重啊。

　　回到房间，我照了照镜子，因为做的是立体定向放射治疗，
所以没有接受过放射线照射的地方，头发还是完好的，而接受过
照射的地方，头发已经彻底脱落了。没头发的地方正好在我头上
围了一圈，形成一道明显的纹路。

　　自己现在看起来好像是电影里的反派人物，不如索性把头发
全都剪了吧。

　　我来到医院一楼的理发店。

　　"您想剪成什么样？"理发店的店员问我。

　　"请帮我全剪了吧。"

　　"理发推子也有不同型号的，您想剪多长的头发？"

　　"全剪掉吧。"

　　理发店店员开始用推子给我理发，不一会儿，我头上就变得
光溜溜的。我摸着光溜溜的脑袋，心想这样倒也不错。

可是过了几天，没接受放射线照射的地方又新长出了黑色的头发，把没头发的那一圈衬得比以前还要明显，于是我开始每天早晨用剃须刀理发。我边用剃须刀理发边想，大概僧人们每天早上也要和我做同样的事吧。

* * *

6月23日是我接受放射治疗的最后一天。治疗结束后，齐藤医生把我叫到诊室，说要和我谈谈今后的治疗。

"关于脑部的治疗就暂且告一段落，脑肿瘤之后应该不会有什么问题了，不过脑水肿还需要大约两个月才能真正消退，在此期间，您可能会出现视线不聚焦、视野扭曲，以及其他类似的症状，但请不要担心，过一段时间就会好的。"

"好的，谢谢。"

"另外，您前几天做的骨扫描，结果已经出来了。"

齐藤医生把电脑屏幕转向我，屏幕上有一张人体骨架图片，显示的是我全身的骨骼。

"这张图显示的是您全身的骨骼，这里能看到有变黑的地方。"齐藤医生用笔指着其中一处变黑的骨骼。

"变黑代表有炎症。"

"您说的炎症是？"

"恐怕是转移瘤。"

我的骨骼图像上遍布着外行也能一眼就分辨出来的无数黑色斑点，斑点显示癌细胞已经扩散到了我全身的骨骼。

"有这么多处吗？"

"是的，全身的骨骼，从颈椎到肩胛骨、肋骨，从脊椎、腰椎到骨盆，从髋关节到大腿骨都有。虽然放射线治疗对骨转移也有效，但不适用于这种转移到全身的情况，毕竟您不能全身都接受放射线照射。"

"我知道了。"

"还有一个问题，您有没有出现过腿麻之类的症状呢？"

"没有啊。"

"其实，这里。"齐藤医生调出了腰椎的 CT 图像。

"您的腰椎这里有一个很大的转移瘤，这个转移瘤下面是多条神经交会的位置，转移瘤如果进一步增大，很可能会压迫神经，一旦神经被压迫，您的下半身可能会动不了，所以我建议您只针对腰椎的转移瘤进行放射治疗。"

"好，我了解了。"

"不过，也有针对骨转移非常有效的抗癌药，具体采取哪种治疗方法，今后还需要您的治疗医师团队做出进一步的判断。我刚才和您说的内容，会作为我个人的建议写进诊断报告书里。"

齐藤医生说完，准备把我全身骨骼的图像打印出来给我。

"这个就不用了。"我拒绝道。

就算我心态再好，也没自信做到看着自己漆黑一片的骨转移的图片还能无动于衷。

回到病房后已经有一会儿了，那张骨骼图片依然还留在我的脑海里。已经严重到这种程度了吗？我的骨骼可几乎全变黑了，真的没关系吗？我的病真的能治好吗？

不，**将来的事情还不确定，现在怎么能消沉？** 目前我能做的就是保持好心情，听听海浪的声音吧。我躺到床上，用手机听海浪的声音。闭上眼，我的眼前出现一片海滩，阳光闪耀，浪花拍打着沙滩，我的双脚浸泡在温暖的海水里，感觉无比舒适。我再次被无上的幸福感填满。

从极度的幸福中回到现实，那张骨骼图片已经不会再影响我，我又找回了那份毫无依据的、相信自己能够康复的自信。

"癌细胞并不是从外界

进入的病毒或混入的异物，

而是由自身的健康细胞变化发展而成的。

因此，知道如何复原的，

也应该是自己的身体。"

31 终于来了！

当晚，已经过了熄灯的时间，病房笼罩在一片黑暗中，我听到病床边传来一个声音。

"刀根先生，您现在有时间吗？"是福山医生。

"嗯，您请进。"我从床上起身。

福山医生拉开床帘，走到我旁边。往常总是笑眯眯的福山医生，今晚看起来比平时还要高兴。

"刀根先生，有个好消息。"

"什么好消息？您说。"

"几天前做的活检结果马上要出来了，我们从您的遗传基因中发现了 ALK 基因突变。"

"什么？真的吗？"

"是真的，虽然现在还在进行最终确认，但基本不会出错，您接下来可以使用 ALK 对应分子靶向药物进行治疗。"

我不禁握拳做了个胜利的手势。

太好了！可以使用分子靶向药物了！但同时，我也听到一个声音在说："该来的总会来的，你不是早有预感吗？"

"具有 ALK 基因突变的患者，可以使用分子靶向药物阿来替尼（Alectinib），当前医学界普遍认为这种药很有效，而且副作用也比较小，接下来您应该可以用这种药。"

"谢谢您特地来告诉我。"

"我想快点把这个好消息告诉患者，虽然时间不早，还是来打扰您了。"福山医生有点不好意思地笑了。

"下周一沼田医生应该会详细对您说明情况，但不管怎样，还是先祝贺您。"

福山医生离开后，我仰头望着天花板。没想到我竟然有 ALK 基因，这是种非常稀有的基因突变，在肺癌患者中拥有者只占 4%，没想到我竟然是那 4% 之一。我在之前那家大学医院也做过 ALK 基因检测，但过了两个半月也没有等到结果。本来我以为没希望了，也早已经排除了 ALK 这个选项，没想到还能收获意外之喜。不过，为什么之前没有检测出来呢？

算了，总之我终于检测出了 ALK 基因，这样就能用分子靶向药物了。真好，真是太好了。

我躺回了床上，一时还没有脱离兴奋状态。窗外的月光正好照在我身上，皎洁而神圣，我忍不住喃喃自语。

"老天啊，我是可以活下去的吧？"

话说出口的那一瞬间，我的眼泪也流了下来。

让我活下去吧……不是期盼寿命的自然延续，而是祈求上天让我活下去，请允许我继续留在这个世界上。

我虔诚地双手合十。宇宙啊，老天啊，世界啊，非常感谢你们能允许我活下去，非常感谢你们能赐予我再一次的生命。我会好好活下去的……

我的眼泪流了下来。

* * *

周一，嶋田护士来通知我去见医生，我和妻子一起去了沼田医生的诊室。

"首先，请允许我对刀根先生现在的情况做详细说明。"沼田医生说。

"好的，您请说吧。"怎么，不是说与 ALK 相关的事吗？

"首先是关于脑部，您的左脑中有一个 3 厘米左右的肿瘤，前几天您接受了放射治疗，现在治疗已经结束了。"

"是的。"

"其次是肺的情况，原发肿瘤在左肺，肿瘤已经增大了很多，现在的尺寸大概是 3～4 厘米，其他还有两到三处同样大小的或稍小一些的肿瘤。右肺虽然没有这么大的肿瘤，但有很多 1 厘米以下的多发转移瘤。"

沼田医生指着我右胸的 CT 图像，那上面像星空一样，布满了无数发光的白点。

"另外，癌细胞还沿着淋巴从左肺扩散到了您的颈部，颈部的淋巴结肿瘤压迫声带，导致喉返神经麻痹，所以您会感觉发声困难。还有您的肝脏也发现了转移瘤。"沼田医生指着肝脏 CT 图像上颜色变深的部分。

"看上去肝脏转移瘤面积还不小啊。"

"肾脏也发现了转移，左右两侧的肾脏都有。"同样，医生展示的肾脏 CT 图像上也有颜色变深的地方。

"脾脏也发现了转移。"

"脾脏也……？"

沼田医生指着的地方也同样变成了深色的。

"真是不得了啊。"我感叹，语气像是事不关己似的。

"还有，骨扫描的结果您已经看到了，从肩胛骨到肋骨，脊椎、腰椎到骨盆，髋关节到大腿骨都已经有转移了。"

"全身到处都是转移啊。"我的癌细胞好像很勤奋，想到这，我忍不住笑了出来。

"是的，您是 4B 期。"

"原来还有比 4 期更进一步的阶段。"

我既没听说过，也没从书里读到过，有人能从全身转移的癌症 4B 期恢复健康，但我想接下来我就要成为那个能恢复健康的人，竟然隐隐感到开心。

"嗯，"沼田医生表情不变，继续说下去，"在几天前的活检中，我们采集了您的五十个癌细胞，并对这五十个癌细胞携带的遗传基因种类和数量进行了检测。最后得出的结论是，您的细胞中具有 ALK 基因突变。"

"嗯。"和我从福山医生那里听说的一样。

"至于您五十个细胞中存在的 ALK 基因突变的数目，经过一个一个地统计，五十个细胞中……"

我屏住了呼吸。

"五十个细胞中全部包含 ALK。"

"竟然是全部！"

"是的，非常罕见。"

我又在心里摆出了胜利的姿势，没想到基因突变丰度竟然达到了 100%，但同时我心中有个声音在说：当然了，走到这一步，得到这个结果不是顺理成章的吗？

"您想怎么做？想进行分子靶向药物治疗吗？"

"是的，当然想。"我马上回答。

"您要使用的药物的名称是阿来替尼。"

沼田医生开始向我介绍这种分子靶向药物的疗效和副作用：

"刀根先生，这种药不能消灭肿瘤，只能起到抑制作用，这一点请您不要误解，它并不能够治愈癌症。"

"不能治愈吗？"

"是的，研究数据显示，它抑制癌症恶化的效果可以保持两年零五个月，这只是一个平均值。有的人用药不到两年零五个月就会产生耐药性，进而导致癌症复发，但也有人在两年零五个月之后，也还能继续用药。"

"没有用药之后痊愈的患者吗？"

"在我治疗过的患者中，您是第二位用这种药的，所以这个问题我没法给您确定答案，但上一位使用阿来替尼的患者没有康复。"

"那就让我来成为那第一个人吧。"

旁边的嶋田护士在微笑，似乎觉得我的话很有趣，这一幕没逃过我的眼睛。

我会好好活下去的……

32 愉快的住院生活

我的住院生活其实很愉快。

某天，嶋田护士对我说："来看您的人好多啊。一般情况下，每周的探病人数只有两到三人，但每天都会有两到三人来看您。您要是没在病房，那就应该是正在食堂和某个人说话。在我们护士站，您也成了名人呢。"

的确，每天都会有不同的人来看我。有因为拳击或心理学的工作而认识的人，有家人和亲戚，甚至还有时隔二十五年没见过面的高中同学和第一家公司的前辈。

拳击选手勒使河原在比赛后的第二天过来看我，他的脸上没有留下一处伤痕。

"刀根先生，我坚信您一定会治好的。"他说。

长岭和土屋一起来看我的那天也很有趣，当时土屋刚刚在拳击比赛中获胜，在赛后接受采访时宣布了自己将要退役的消息。那天我的另一个学生工藤也来医院看望我，我们四个人开始在病房里大谈与拳击相关的话题。

"你知道拳击手和职业拳击手有什么区别吗？"土屋问工藤。

"我不知道。"

"最大的区别是，有观众花钱来看职业拳击手的比赛，所以我们要让观众看到物有所值的比赛，然后让他们心满意足地离开。在后乐园剧场，最靠近拳击擂台的位置票价是一万日元。一万哎，比迪士尼的门票还贵。所以我们必须要让观众看到比迪士尼更精彩的比赛，这才是所谓的'职业'，如果只是单纯地取得胜利，就没有任何意义。"土屋的目光依然闪烁，带着野性的力量，让人丝毫看不出他已经退役了。

"确实，土屋非常有实力。"

我是知道的，他非常优秀，在比赛中从不逃避、不躲藏、不耍手段。从华丽气派的入场开始，到忘我地投入扣人心弦的对战，比赛时常与危险相伴，有时赢得漂亮，有时也输得相当精彩。当然，他很有人气，只要是他出场的比赛，观众席一直是满座。

"成为像土屋那样的选手是我的目标。"长岭说。

"刀根先生，我以前的梦想是像动漫里的英雄人物一样。"土屋有些落寞地看着我说。

"我觉得你已经是英雄了。"

"没错，土屋选手对我来说就是英雄。"长岭立刻道。

"真的吗？"土屋疑惑地微微侧头。

"我，算是英雄吗？"

在我看来，土屋完全可以被称为英雄，他拥有让男性为之倾倒的气魄，但最不认可这一点的却是土屋自己。

"你就是英雄啊。"

"我吗？我也能算作英雄吗？"

"不要对自己那么严苛，你就承认自己是英雄吧。"

正在这时，藤子女士来了，就是她让我意识到我的"灵魂计划"的。

"这么多人啊，我是不是来得不是时候？"

"没有没有，您快过来坐。"我搬来椅子，招呼藤子女士。

"这位是土屋修平，前日本拳击冠军；这位是我的学生长岭，也是日本排名第一的选手；这位是工藤选手，也是我的学生。给你们介绍一下，这位是藤子女士，是我以前就认识的朋友，也是我的前辈。"

"您好。"

"很高兴见到你们。"

进行了简单介绍之后，我想起我们几个刚才聊到的话题，并把我们的对话内容告诉了藤子。

"土屋啊，明明大家都认为他是英雄，他却不认可他自己。"

土屋不好意思地笑了笑。

"我知道土屋选手为什么会在这里了，刚才那句话是您对他说的吗？"藤子用沉静的目光看着我说。

"什么？"

"您知道他为什么会在这里吗？"

"不，我不是很清楚……"

"他，是您的镜子。"

"镜子？"

"最不认可自己的不是别人，正是刀根先生您。您从年轻时起就一直很优秀，大家也都是这么认为的，刀根先生是英雄，包括这次生病也能体现出来，但最不认可这一点的，是您自己。"

"我……我自己吗？"

"您啊，正是通过他，在说您自己，您明白吗？"

我……我是英雄？我从来没这么想过，我这种人怎么会是英雄？不可能的，说我是英雄，是在开玩笑吧？像我这样没出息又软弱的人，也配是英雄吗？

"刀根先生是这样，土屋选手您也是这样，两个人都不认可自己。"

"承认自己是英雄，然后再把这个想法抛开。"藤子看了看我，又看了看土屋，继续说道。

"抛开？"

当天晚上，我躺在床上，看着慢慢变暗的天花板想，**原来认可自己是这么困难，**就连大家都很佩服的土屋选手也做不到。看来人类这种生物，就算再怎么了解他人，事情一到了自己身上就看不明白了。我也能算英雄吗……确实，这次从癌症中逃过一劫，很像是发生在英雄身上的故事，但即便如此，我也并不觉得自己比别人伟大。

是啊，正因为这样，所以才要把自己是英雄这一想法抛开。虽然认可自己的优秀，但并不止步于此，不因此而骄傲自满，抛却自己曾经的荣光，无拘无束地踏上新的征程。原来这就是承认自己是英雄，再把这一想法抛开的意思，我明白了。

那位介绍我去中医诊所的难波先生也曾多次来医院看我，真部馆长来探病时还给我带来了一本拳击杂志，我的另一个拳击学生高桥拓海也每周都会过来。被这么多亲朋好友围绕着，我感到非常幸福。

* * *

某天，我的父母来看我，我把发现 ALK 基因突变，可以使用分子靶向药物阿来替尼，以及药效应该还不错这些——对他们说了。

"是吗，那真是太好了，真是太好了！"母亲含着泪说。

"还是医院有办法，东大真是厉害，不能小看科学的力量啊。"父亲极力称赞医院和药物。

"我觉得治疗应该会起效，所以放心吧，抱歉一直以来让你们担心了。"

"是啊，太好了，能在这家医院住院治疗真是太好了，多亏了医院啊，还要多谢谢医生。"父亲高兴地说。

"您说得对。"但我心中却感到有什么情绪无法释然。

"看，我给你买来了这个。"父亲从袋子里拿出一本崭新的拳击杂志递给我，和前几天真部馆长带来的一模一样。

"谢谢，但是不用了。"

"怎么了？"

"前几天馆长已经给我带来了，您看。"我指了指书架上的拳击杂志。

"是这样啊。"父亲有些遗憾地说，把手里拿着的杂志放回了袋子里。

"那我们先回去了，记得好好跟医生道谢啊。"母亲反复叮嘱我后，带着笑容离开了。

当天夜里熄过灯之后，我始终无法入睡，总感觉胸中有某种情绪在翻腾。我躺在床上辗转反侧，时间一分一秒地过去，再看时钟，发现已经凌晨两点多了。

既然睡不着，就去食堂走走吧。我慢吞吞地起身，沿着昏暗的走廊，气喘吁吁地拖着步子走向食堂。食堂空无一人，我挑了个能看到夜景的座位坐下。

为什么会失眠呢？明明平时很快就能入睡的。我眺望着耸立在夜空下的东京晴空塔想：胸中躁动不安的情绪是什么？它为什么会出现？

……愤怒，是愤怒。

是对什么感到愤怒？

对父亲。这是对父亲的愤怒。但是不应该啊，明明上次悲伤和愤怒都已经释放出去了，为什么我还会这么生气？

我向那道愤怒的声音询问，得到的回答是……

是的，那个孩子还在我心中。

他愤怒地大喊："为什么只称赞医院？我也拼命努力了啊，我明明也付出全力了啊！为什么你却只是称赞医院和药？"

原来是因为这个……

"是啊！也夸夸我啊！认可我啊！也看看努力的我啊！"

原来这家伙还在我的心里大喊着。不过也没错，我对父亲确实有这些不满。

我眼前出现了白发苍苍的父亲在书店埋头找杂志的样子。

"我很爱小健。"

他一边说着，一边在书店里到处寻觅，终于找到了那本杂志，把它从架子上取了下来。

"看到这个他应该会很开心吧。"父亲看着杂志，高兴地笑了。

他走去收银台结账，那本拳击杂志正被他紧紧地攥在手里。

我的身体一下子热了起来，心脏剧烈跳动，泪水涌出。那本杂志，明明承载了父亲的爱，承载了父亲的笑容。而我，竟然让他把那本杂志又拿了回去。我是多么狭隘的人啊。

对不起，父亲，真的对不起……

我流下了自责的泪水。

被这么多亲朋好友围绕着，
我感到非常幸福。

33 阿来替尼和眼内肿瘤

第二天，药剂师走了进来。

"您将从今天开始服用分子靶向药物阿来替尼，由我来向您说明注意事项。"

药剂师把一本彩色印刷的小册子递给我，上面写着"阿来替尼使用手册"。

"还有使用手册啊。"

"是的，这里面写着用药注意事项，请您仔细阅读。另外，从今天起，您需要在每天的早晚饭后分别服用一粒阿来替尼胶囊。"

"如果肿瘤消失的话，可以停药吗？"

"不可以，用药停药请遵医嘱。"

"我知道了。"

手册里写着服药的相关注意事项。首先是不能吃葡萄，因为葡萄会影响药物在体内的疗效；然后是服药患者要尽量避免长时间暴露在阳光下；此外上面还写了一些用药的副作用，不过比传统的抗癌药要轻微许多。

晚饭后，当天的值班护士走了进来，她的胸前佩戴着一枚写着"肿瘤专科护士"的徽章。这枚徽章代表着，比起普通的护士，她掌握了更多有关癌症临床护理的专业知识。

"这是您从今天开始要服用的药。"护士说完，在普通的塑料手套上又套了一层厚塑料手套，隔着防护严密的双层手套，递给我一个塑料包装袋，里面放着两颗白色的胶囊。

明明包装是塑料的，护士却要戴两层手套，像处理危险物品一样。

"这就是分子靶向药物吗？"

包装上标注了药品名称"阿来替尼"。

"是的。"护士冷淡地回答。

"因为它是抗癌药所以才需要戴手套吗？"

"是的，请您现在服药吧。"她的声音自带拒绝多余交谈的压迫感。

我按照她说的，从包装里取出胶囊，用水送服。不知道是不是为了留下患者服药的证据，护士回收了服药后的包装，然后迅速离开了。

自从住院以来，我第一次感到有些不愉快。虽说我服用的是抗癌药，但也只是胶囊而已，而且本来就放在塑料包装里，那位护士竟然戴手套，还戴了两层手套才敢碰药，是不是有点夸张了？

这便是我和阿来替尼的初次相遇。

从那天开始，每天早饭和晚饭后我都要服用阿来替尼。

第二天早上吃过早饭，另一位年轻的护士拿来了阿来替尼，看到她没有戴手套，我有些开心。本来我想在昨晚服用阿来替尼时，遵循沙织给我的心理暗示建议，但迫于昨晚那位护士的压力而没能完成，我决定从今早开始认真执行。于是，我把护士递来的阿来替尼放在面前的桌子上，双手合十，心中默念：

"我将通过服用药物阿来替尼来恢复健康。阿来替尼，你是爱的子弹，你进入我的身体后将拥抱癌细胞，然后与癌细胞融为一体，化作光消失。谢谢，阿来替尼。谢谢，癌细胞。我爱你们。"

我用水送服了胶囊，在脑中描绘出阿来替尼进入我的身体后，与癌细胞合体，放出光芒而后消失的画面。不可思议的是，光是想着这些画面，我就已经感觉自己的身体真的开始发光了。于是，我决定每次服用阿来替尼时，一定要默念这段"咒语"。

那位年轻的护士用有些惊奇的、同时又很温暖的目光注视着我，等待我把药吃完。

我从当晚开始便秘了，而且大便变得又圆又硬，我以前从来没有遇到过这种情况，手册里写道，这是阿来替尼的副作用之一。竟然这么快就起作用了，这药真是厉害。

从第二天开始，我的胸口感到一阵阵针扎般的疼痛，但和服药之前感受到的疼痛有所不同。这也是因为药物在发挥作用吗？

洗澡的时候，我被镜子里的自己吓了一跳。身上的肋骨清晰可见，腹部凹陷，腰椎非常突出，身体变成薄薄一片，体形像个小学生。我现在的样子就好像饱受饥饿摧残的非洲儿童，这也太瘦了。我现在穿着睡衣的体重是 51 公斤，实际体重大概只有 50 公斤。我现在已经到了不用减重就可以参加最次轻量级拳击比赛的程度了，如果再这么瘦下去，可能真的会死吧……我苦笑着。

自从开始服用阿来替尼，我发现自己的眼睛变得有点异常。以前，我的右眼好像被一块黑色的帘幕遮住了一半的视野，放射治疗结束也没发生任何变化。我根据齐藤医生的推测，心想大概两个月左右眼睛就会恢复正常，但现在总觉得那块帘幕好像从黑色变成了茶色，并且遮挡的范围变得越来越大。右眼看到的天空不是蓝色的，而是一片绿色，像是身处科幻世界。更令我惊讶的是，眼球上下移动的时候，我竟然能从视线角落看到自己眼中的毛细血管。真好看啊，我躺在床上观赏自己美丽的毛细血管。

又过了几天，我右眼看到的画面开始变形，视野中心部分是扭曲的，就像是通过鱼眼镜头在看世界一样，四方形的建筑在我眼中变成了梯形。好奇怪，这是为什么？

接下来的几天里，左眼也发生了变化，左眼视野的正下方出现了一个茶色心形的东西，当我转动眼球时，这个心形也随着一起移动。这真的是因为脑肿瘤吗？难不成是眼睛的问题？

第二天早晨，我把这件事告诉了嶋田护士。

"好的，我马上去告诉医生。"嶋田护士说完，立即走向护士站。

片刻后，若叶医生走来问道："怎么了？"

我对医生详细地说了我眼睛出现的问题。

"医生，这些症状有没有可能不是脑肿瘤的影响，而是眼睛的问题？您能帮我做个检查吗？"

"我知道了，这就去帮您安排。"若叶医生说完离开了，不大会儿工夫又回来了。

"给您预约了今天下午的眼科门诊，到时做个详细的检查吧。"

"谢谢您。"

不愧是综合性医院，科室齐全是一大优势。

下午，我来到眼科门诊，这里有很多来来往往的患者。可能因为眼病算不上性命攸关的疾病，比起呼吸内科，眼科患者们的表情倒是少了几分悲壮感。

等了不到一个小时，我被叫进检查室，检查的仪器早已经准备好了。

我进入一个房间，里面排列着眼部检查用的仪器，显得十分拥挤。

"请您坐下，看我这里，先从右眼开始。"

我照他说的盯着检查仪器。

"好，请看正面，就是这样，再看右边……"

接下来的检查过程也与此类似，我花了一个多小时才做完了所有检查。

"检查结果会交到医生那里，稍后医生会叫您的名字，请您在诊室前的座位上稍候。"

我坐在诊室前的长椅上，听到旁边一位男性在跟护士专注地交谈，内容好像是关于进行眼部手术的。

"真的不行吗？"

"是的，抱歉，这是有规定的。"

"但我不想摘掉，无论如何也不想。"

"对不起，因为这是规定……"

"真的没有别的办法吗？"

"是的，非常抱歉。"

到底是什么事这么为难？我竖起耳朵。

"其实……这是假发，我不想摘掉……"那位男士非常失落。

哦，原来是假发啊，摘掉假发又不会死，我无奈地笑了。

"刀根先生。"里面在叫我的名字。我进入诊室，那里坐着一位瘦瘦的年轻医生。

"刀根先生,您患的是肺癌,对吧?"

"是的,是 4 期。"

医生的表情突然凝固了一瞬间。

"嗯……您刚才接受了一系列的眼部检查……"这位医生说话吐字有些含混不清。

"是的,检查结果是什么?"

"我们在您的眼部发现了肿瘤。"

"肿瘤?"

"是的,应该是癌细胞转移到了眼部,这种情况非常少见。"

"是这样啊。"我的癌细胞还真是勤快。

"而且双眼都有。"

"是吗?"

"您右眼的视野扭曲和左眼的斑点都是眼部肿瘤造成的,然后……"

医生画出眼部的示意图,开始仔细对我解释:

"外部射入眼睛的光线,会透过玻璃体在视网膜上成像,而检查结果显示,您的视网膜上有肿瘤,所以您会看到斑点,出现视野扭曲变形等症状。"

"原来是这么回事……"

"因为眼部肿瘤非常少见,我院也没有专家,但后天会有眼部肿瘤的专家来院访问，到时会请专家再为您检查一次。"

我离开眼科，没想到癌细胞竟然转移到了眼部……

感到疲惫却不休息
当然会导致疾病的发生，
生活节奏要做到张弛有度，
但我原来并没有做到
这非常重要的一点。

34 不会发生对我不好的事

次日，我在医院走廊碰到了福山医生。

"刀根先生，您也许很快就能出院了。"

"真的吗？"

"是的，一般情况下，医生为了了解抗癌药的副作用，需要从患者服药开始，对患者进行为期两周左右的观察，现在看来您好像没有什么问题了。"

"是因为我的 ALK 基因突变丰度达到了 100% 吗？"

"是的，我认为也有这个原因。"

"太好了！"

我情不自禁地握拳做了个胜利的手势。

"您还需要等正式的通知，但按照现在大致的情况，早的话这周周末；晚的话，下周您应该就能出院了。"

"谢谢！"

住院的时候，我从没想过还能出院，那时我只想着一切听天由命，享受眼前的时光。我竟然还可以出院……我还可以回家！

我马上给妻子发了消息：

"刚刚医生说我这周可能可以出院，你周五或是周六有工作吗？可以过来吗？我去问问能不能把出院的时间调整到你有空的时候。"

妻子很快回信：

"我这周五、六、日有工作，下周一，7月10日可以吗？"

"我去问问看。还有，我感觉身体好多了。"

"是吗，好厉害！真是太好了，这么短的时间就能起效，ALK真棒！"

我看着消息，眼前浮现出妻子雀跃的样子。

片刻后，福山医生和若叶医生来到我的床边。

"刀根先生，出院的消息我刚才跟您说过了，现在出院许可已经下来了。昨天您接受的X光和CT检查的结果也比预想中要好，这样病情应该没什么问题了。本来您腰椎处的转移瘤比较让人担心，但根据医生判断，这里也可以通过吃药来治疗，不用做放射治疗了，可以先吃一段时间的药看看情况。具体出院时间可以选择 7 号，也就是本周五，或者 10 号下周一，您想选哪天呢？"

"那就选 10 号下周一吧，正好那天我妻子不用去上班，麻烦你们了。"

"我知道了。真是太好了，祝贺您出院。"两位医生都笑嘻嘻的，看上去很高兴。看到患者能够健康出院，作为医生也会很开心吧。

等到两位医生离开，我连忙给妻子发消息告知她具体出院时间。

我预计出院的那天，7 月 10 日，竟然是我和妻子的第二十四个结婚纪念日。

"出院的那天是我们的第二十四个结婚纪念日呢，真巧。"

"真的啊，我都没注意到。"

"这次发生的事都是'灵魂的计划'，一切都会顺利的。'灵魂'告诉我，不要感到不安，这次的出院时间，与其说是巧合，不如说是'灵魂'把上述信息传递给我的讯号。从第二十五年起，让我们一起开启新的生活吧。"

我正想着出院的事，突然记起住院前一天河野先生对我说过的话。

"请您出院后一定到南伊势来，那是一个充满自然能量的地方，非常适合调养身体。那里有一座山间小木屋，您如果有时间，在那里待上一周或两周都可以，租金也非常便宜。"

那出院后就去南伊势吧，不，是一定要去！

我马上联系了河野先生。

"您好，我将于 7 月 10 日出院。现在想来，住院前一天和您见面时，您说的话对我而言非常重要，我非常感谢您，并且深信和您相遇也是我的'灵魂计划'之一。所以我想出院之后去南伊势拜访您，如果方便的话，希望您能告诉我相关的日程安排，谢谢。"

傍晚我收到了回复。

"刀根先生，您好。在您生病的这段时间里，很多人都在支持着您，我只是尽了微薄之力。关于南伊势木屋的安排，7 月 12 日到 20 日，或者 25 日到 31 日期间的任意时间段都可以来住，住多少天都行。"

"好的，我和妻子商量一下再给您答复。"

我的心已经被南伊势的大自然占据了。

*　　*　　*

次日，为了接受来自外院的眼部肿瘤专家的诊断，我再次来到了眼科门诊。在有些昏暗的诊室里，坐着一位看上去像是身经百战的男医生。

"您是刀根先生吧?"

"我是。"

"请坐在这里,下巴放在这上面。"医生说着,戴上旁边放着的一副眼镜,眼镜的样子有点酷,像是动作片里特殊部队戴的夜视镜。

"我们先从右眼开始检查。"

医生透过眼镜检查着我的右眼内部,刺眼的光从正面直射到我眼中。

"好的,请看上方。"我向上转动眼球。

"好,看右上方……可以了,看右边……好的,右下……"我的眼球随着医生的口令转动了一周。

"接下来是左眼。"左眼也同样转了一周。

检查结束后,医生摘下眼镜,凝视屏幕,屏幕上显示出我眼睛内部的图像。

"嗯,是肿瘤,两侧都有,但右眼比左眼严重,肿瘤下有积水,所以视野才会扭曲。"

"是这样啊。"

"您的眼部肿瘤比较大,尤其是右眼的,我建议您做放射治疗。"

"射线照射吗?"

"是的,像您这种肿瘤比较大的情况,一般都会做放射治疗。"

"治疗大概要多长时间呢？"

"这家医院我不太清楚，但在我们医院要治疗两周，而且每天都要做治疗。"

"需要两周时间吗？"

"是的，虽然眼部接受射线照射会产生白内障，但总比失明要好吧。"

"确实……"

"不过最终还需要您现在住的这家医院……您是因为肺部疾病住院的吧？"

"是的，是肺癌。"

"那就需要这家医院的呼吸科医生来决定。我会把您的情况做一个汇报，之后请您去问一下这家医院的负责医生，再确定接下来的治疗方案。"

"负责医生是负责肺部治疗的医生吗？"

"不，是眼科医生。待会儿负责医生会叫您的名字，请您在外面稍候。"

于是我走到外面，在负责医生诊室前的长椅上坐下。

唉，这又是什么走向？好不容易下周一就可以出院了，现在还要延长两周吗？下周一可是我的结婚纪念日啊，明明到目前为止发生的一切都很顺利，像拼图一样每块都拼接得很完美。我开始感到不安，难道事情发展顺利是我的错觉吗？之后难道不会再这么一帆风顺下去了吗？

不，等等，不对。我听到内心深处传来的声音。

吸引，要把自己所希望看到的未来吸引过来。之前我连阿来替尼都吸引过来了，更何况是出院这种事。

别退缩，想象，赶紧想象。我在心中反复默念：

"不会发生对我不好的事。"

"我会在 7 月 10 日顺利出院，然后去南伊势！"

过了一会儿，听到医生叫我的名字，我进入诊室，里面坐着的是前几天见过的那位年轻医生。

"我已经从外院来访的医生那里了解了情况，也和负责您肺部治疗的医生进行过沟通，我们得出的结论是，先观察一段时间，看看您吃药的效果怎样。"

太好了！

"请您定期接受检查，一旦发现病情有恶化的趋势，我们会马上安排放射治疗。"

"好的，谢谢您。"

于是，我正式确定在 7 月 10 日出院。

"所有的疾病

都与人的生活习惯和心理状态有关。

从患病这一结果来看，

人们也许会认为自己是受害者，

但从疾病的成因来说，

很多情况下，

患者都没有意识到

自己其实是一名加害者。"

35 出院

7月10日早晨，妻子推着装行李的手推车来了，在我把一些衣物和日用品装进去时，注意力突然被一本记事本吸引了，记事本里面详细记录了几月几日我进行了哪种检查或治疗，以及当天有谁来探望过我。

6月13日住院，7月10日出院……我这是在医院住了多少天？我算了算，今天正好是住院的第二十八天。在这二十八天里，一共有七十四人来看望过我。竟然有这么多人来过，真是太感谢了。我能够出院也是多亏了大家的关心，感激之情难以言表。我把记事本抱在胸前，在心里默默地向每个人逐一致谢。

"今天您要出院了吧，祝贺您。"嶋田护士笑着说。

"住院期间受您关照了，谢谢。"我鞠躬道谢。

"您出院后我会感到有点冷清呢。"

"我也是，住院生活真的很愉快，我甚至想再多住几天。"

"不过您能出院真是太好了，出院后也请多多保重。"

"谢谢。"

跟嵨田护士和山越护士长一一道别之后，我离开了这个住了大约一个月的地方。

从食堂看到的美景和东京晴空塔，明亮的走廊，温柔的护士们，承蒙照顾，非常感谢。我在心中暗自和东大医院道别。

在住院部一楼办完出院手续后，我和妻子两人走出了医院。与我住院的那天不同，现在外面吹着温暖而又和煦的风。我看向身边，妻子正微笑着。能够出院真是太好了，我是多么幸福啊。

*　　*　　*

离开医院走了一段路后，我还是会感到呼吸不畅，髋关节也有针刺般的痛感。毕竟才刚服用阿来替尼没多久，效果不会这么立竿见影。我慢慢地休息一会儿走一会儿，经过换乘电车和巴士后，终于回到了家。

"我回来了。"

我的声音回荡在空无一人的房间里，时隔近一个月，我终于又回到了家，我有种恍如隔世的感觉。当时离开这里的时候，我从没想过还能回来，当时甚至觉得可能再也回不来了。但我现在站在这里，我活着回到了这里……一时，我心中感慨万千。

"休息一会儿吧。"妻子说。

"嗯，我想去泡个澡。"

因为在医院只能洗淋浴，所以我非常想念泡澡，妻子马上帮我放好了热水。我进入浴缸，水的温热渗入身体里，手指和脚趾都因身体的舒适和内心的喜悦而一阵发麻。真舒服啊，泡澡真是最棒的享受。

我突然注意到，浴室的地板因为发霉变黑了。我拿来刷子，开始使劲清洁地板，很快，黑色的污渍就随着刷子上的水流了一地。我用力地刷着，最后用淋浴的水冲去污迹，地板变得干干净净。好了，总算干净了，光亮的地板让人看着也舒服。

嗯？我刚才都做了什么？才刚出院不久，竟然在打扫浴室……

我看着干干净净的地板，不由得苦笑。

癌症不是敌人，
而是自己身体的一部分。

36 南伊势之行

7月12日，出院的第三天，在与河野先生确定了日程之后，我和妻子决定出发去南伊势住七天，从 12 日住到 18 日。

毕竟才刚出院，跟之前相比，我的体力下降了不少，光是从家出发换乘巴士和电车到达东京车站，就已经令我疲惫不堪。一登上从东京出发前往大阪的新干线，我虚脱似的一屁股坐到了座位上。

"我买了三明治呢。"

我大口大口地吃着妻子买来的三明治。仔细想想，自从新婚旅行后，我就再没和妻子一起旅行过了，而且我们当年出发去新婚旅行的时间，恰好是二十四年前的今天，冥冥之中似有深意。

是的，这次的南伊势之旅，是我们真正意义上的第二次新婚旅行，是庆祝新生活开始的旅行。

"从南伊势回来之后，我再开始控制饮食吧。"我说。

"嗯，这次要怎么做呢？"

"上次按照葛森疗法尝试吃素没什么效果，要不这次就控糖吧。"

"控糖啊。"妻子似乎想起了建议控糖的那位医生所说的话。

"不过这次在南伊势，就让我先尽情地享受自己喜欢的食物吧。"

我们在名古屋下车，乘电车向南出发，午后到达鹈方站，河野先生正站在检票口向我们招手。

"您能来我太开心了，路上很辛苦吧。"

河野先生一边说着，一边把我的行李利落地放到他的车上。

"去我家吃饭吧。"

就这样，我们三人坐进车里。我从车窗向外看去，时不时能看到葱绿色的树木和蔚蓝的大海，竟有几分怀念的感觉，也许是因为这里和母亲的静冈老家很相似吧。

车开了大约三十分钟，我们到了河野先生的家，屋子虽然不大，但很温馨。

"快请进，我做了蔬菜咖喱。"河野先生的妻子热情地迎接我们。

　　"你们要住的小木屋，离这里还有一个小时的车程。"我们品尝了河野先生的妻子亲手做的蔬菜咖喱后，河野先生说。

　　我们三人再次乘上车，车窗外面的绿意越来越浓，左侧蔚蓝色的海面时隐时现，离我们越来越近。

　　"您是否认识一位叫作舟桥的先生？"河野先生问我。

　　"是的，我认识他。"

　　大概十年前，我曾给舟桥先生上过心理学课程。他好像就住在四日市，和南伊势相距不远。他是一个学习欲望很强，并且积极性很高的人。我想起几年前我曾因工作到访过四日市，还和他一起吃过一顿晚饭。

　　"今天早晨，我突然收到那位舟桥先生发来的消息，但此前我并没有和他交换过联系方式。"

　　"是吗？大概是因为我在脸书上写了您的名字，他根据名字搜索到联系方式的吧，不愧是舟桥先生啊。不过他给您发消息的时间偏偏是今天早上，这不是很有趣吗？"

　　我在 6 月 13 日，也就是住院第一天的时候，曾在脸书上简单提了几句河野先生的事。

　　"是啊，真巧。"河野先生笑了。

　　"舟桥先生好像住在四日市，所以和咱们距离不算远。"

　　"真的吗？这也太巧了，那我能把您今天过来的事告诉舟桥先生吗？他一定会非常惊讶的。"

"当然可以。"

聊着聊着，车子已经到了目的地。这个地方叫作新桑，现在，我的眼前满是蜿蜒的海岸线和蔚蓝的海水，背后是绿意盎然的茂密浓荫，群山近在咫尺。我们从车上下来，野鸟的叫声回响在耳边。这里的鸟鸣声，和我住院期间每天躺在病床上听的鸟鸣声很像，那时我听着鸟鸣声，感到自己被无上的幸福包围着。

"这里竟然能听到真实的鸟叫声。"

"是的，因为新桑是原生态的自然风景，所以有很多野生动物。刚才的叫声是黄莺发出的，现在是杜鹃在叫。"

河野先生一边听鸟儿的叫声，一边为我们介绍：

"木屋对面有条河，有时在河附近还能看到野猪，早晨和晚上它们会来这里喝水，我还见到过鹿和猴子。"

"还能看到这些动物吗？好想见见野猪啊。"

"刀根先生，请深呼吸试试看，这里的空气跟城市里的不一样吧？"河野先生的笑容里有几分狡黠。

我试着深吸了几口气，虽然我现在还不能太用力呼吸，但已经能明显感到这里的空气和城市里的有所不同。这里的氧气很浓稠，密度很大，空气十分清新，只是吸一口气，就能感受到浑身的细胞都在兴奋。

"好像来到这里，病就已经好了一半了。"我有这样的感觉。

"这里是两位的住处。"

河野先生把我们带进一个小小的木屋，大小足够我和妻子两个人住。

"我想给您介绍下我个人很喜欢的地方，刀根先生，您身体还可以坚持吗？"

"如果不是太远的话就没问题。"

"那我们出发吧，要走大概十五分钟。"

河野先生说完，迈步走在我们前面。

我们穿过零星的民房，进入森林，耳边回荡着知了响亮的叫声和鸟儿们叽叽喳喳的声音。真好啊，明明前天还在医院，现在竟然真的来到大自然里了。我被一种不可思议的感觉包围着。

"就是这里，怎么样？我特别喜欢这里。"

河野先生带我们来到一片草原，这里就像森林中突然出现的胜地。

"哇，好美啊。"

"这里平时没有人来，所以就算在这里躺一整天，也不会见到任何人，而且这里的空气比其他地方都好，对吧？"

如河野先生所说，这片草原充满了大自然的生命力，令人神清气爽。

"躺在这里是最舒服的。"河野先生愉快地笑了。

"想必今天您已经很累了，明天或者之后有时间可以尽情待在这里，对您的身体康复应该也会很有好处吧。"

"我会的，谢谢。"我和妻子一同道谢。

"明天我将开始教您我的按摩治疗方法（being touch），敬请期待。"回到木屋后，河野先生说道。

我这次来南伊势的目的不只是进行森林疗养，更重要的是向河野先生学习按摩治疗方法，也许我和妻子都能学会，这也是此行的乐趣之一。

"好像来到这里，
病就已经好了一半了。"
我有这样的感觉。

37 治疗方法

从第二天开始，河野先生连续三天都在向我和妻子传授他独创的按摩治疗方法。

"在开始学习之前，我想先来说说这个方法背后的世界观，我认为世界观非常重要。"河野先生说完，开始为我们进行讲解：

"很多人说，人生是一场修行。这种看法也并无不可，但我认为，人生就像是一场游戏。试着想象一下，我们每个人都像是拿着有限时长的护照，为了收获各种各样的情感体验，到地球这个主题公园来参与各种各样的娱乐项目。这样一来，在地球经历的一切试炼、风波和困难都不再是问题，这些也许只是人生给我们设置的一些课题、挑战和冒险项目，目的是让我们继续成长。毕竟做出决定来地球游玩的人，正是我们自己。"

"原来如此，我们是来游玩的啊……"

"将人生比作一场游戏，并不意味着我们对待人生的态度不认真。其实一个人在地球这个主题公园尝试的娱乐项目越多，自身的可能性越能得到拓展。事实上，有些人被激发出自身治愈能力的原因，仅仅是允许自己更多地参与到人生这场游戏之中。"

"原来如此。"

"我接下来要讲的按摩治疗方法，不需要多么深刻的思考或多大的努力，也不需要什么专业知识，反而应该把这些杂念暂时搁置，放松身心，听从当下的想法，这样才能找到治愈疾病的方法。我们不需要关注疾病，而要将注意力放在保持乐观积极的心态上。最终，问题就能得到解决。"

"这样问题就能解决？"

"是的。您认为对想成为治疗医师的人来说，比学习技术更重要的是什么？"

"我觉得更重要的是'be'，也就是自己的心态。"

"没错，就是心态。从某种意义上说，心态是我们精神的磁石。**是基于爱、喜悦、自信，还是基于不安、恐惧、不自信，无论采用哪种治疗方法，只要是抱着不安和恐惧心态开始的，这些疗法最终都会变成带有消极效果的非健康的疗法。**"

"原来是这样，我以前也曾抱着对癌症的恐惧，尝试了很多治疗方法。现在看来，保持乐观积极的心态是非常重要的啊。"

我跟着河野先生学习他独创的按摩治疗方法，并努力保持乐观向上的心态。河野先生不在的时候，妻子就用刚学会的方法给我治疗，我感觉身体得到了自然的治愈，重新焕发活力。身处大自然之中，再加上接受治疗，我的身体正在慢慢恢复。

离开南伊势的路上，我透过车窗眺望附近的山林，感觉山林似乎在对我说：

"你做得很好，现在已经没问题了。"

我觉得这像是南伊势的自然之声，它在努力地向我虚弱的身体中注入生命力。谢谢你们，树木、山峰、鸟儿们，非常感谢，我感受到了来自大自然的爱。眼前的景象在我眼中渐渐变得模糊起来，我默默地哭了。

终于，在南伊势度过的充实一周画上了句号。我的身体也得到了极大恢复，与来南伊势之前判若两人。

"无论采用哪种治疗方法，

只要是抱着不安和恐惧心态开始的，

这些疗法最终都会变成

带有消极效果的非健康的疗法。"

38 然后……

7月19日，从南伊势回来的第二天，我再次到东大医院进行全身CT和血液检查。7月20日，我和妻子两人去医院领取检查结果。

"住院这段时间辛苦了，身体怎么样?"门诊的井上医生看着我问道。

"感觉恢复了不少。出院之后我去了趟南伊势，在大自然中疗养了一周。"

"这一趟行程不算近啊，您还是蛮有活力的。"

"还见到了野猪之类的野生动物。"

"还能见到野生动物?真好啊。"

"不知道是不是借助了大自然的力量，我感觉整个人精神了不少。"

"这真是太好了。今天有一个好消息和一个坏消息，您想先听哪一个？"

"您先说坏消息吧。"

"好的。AST 和 ALT 是评估肝脏功能的两个指标，根据血液检查的结果，您这两个指标都大大超过了正常值，很可能是阿来替尼的副作用造成的。"

AST 的标准值是 13～30 单位／升，ALT 的标准值是 10～42 单位／升，而我的数值分别是 109 单位／升和 188 单位／升，都超过正常值很多。

"虽然能够服用抗癌效果还不错的阿来替尼是很难得的，但遗憾的是，如果您再继续服此药的话，您的肝脏负担会加重，将来可能会出现难以预料的症状。所以我的建议是，接下来的一周先暂停服用阿来替尼，观察肝脏的数值能不能恢复，您接受吗？"

"好的，没有问题。"

我现在感觉自己就算不服用阿来替尼也能康复。

"那么，下一次的检查安排在一周之后，从今天开始您先停药一周，根据下周的检查数值再另行判断。"

"好，那好消息是什么呢？"

"好消息是，根据昨天的 CT 检查结果来看……您的肿瘤……"

我和妻子都屏住了呼吸。

"已经明显缩小了!"

井上医生将电脑屏幕上的图像展示给我们看,上面分别显示的是我在 6 月 14 日和 7 月 19 日拍摄的两张 CT 图像,看上去左肺的原发肿瘤的确大大缩小了!

"变小了很多呢,看,这里。"井上医生用笔指着 CT 图像。

肿瘤缩小的程度连外行都能一眼看出来。井上医生调出 CT 图像上的数码标尺,开始测量肿瘤的大小。

"6 月 14 日拍的 CT 图像中,原发肿瘤大约是 4.8 厘米 ×3.3 厘米;在 7 月 19 日的 CT 图像中,原发肿瘤大约是 1.8 厘米 ×1.3 厘米,体积大约是原来的八分之一。还有,您右肺的很多小肿瘤也基本看不到了。"

从 CT 图像上看,原来我右肺里像星星一样数不清的转移瘤现在基本上看不见了。

"脑部也是类似的情况。"

接下来屏幕上出现的是脑部的 CT 图像。

"脑肿瘤小了很多。您看这张,已经看不出原来哪里有肿瘤了吧。"

真是了不起。

"医生,那其他的地方呢?"

"分布在肝脏、肾脏和脾脏的肿瘤也基本缩小了很多。"井上医生逐一展示我其他各个脏器的 CT 图像，说道。

真是没有想到。

"全身骨转移也恢复得不错，这个白色的部分是开始恢复并且新生的地方。"井上医生切换到我的骨骼 CT 图像，用笔指着图像上的相应位置说道。

在原来的 CT 图像上，我全身的骨骼基本是漆黑一片，现在，图像上白色的部分是我正在新生的骨骼。

"肿瘤标志物 CEA 为 34.2 微克 / 毫升，虽然大大超过标准值 5.0 微克 / 毫升，但与上次 6 月份的测量值 50.0 微克 / 毫升相比下降了很多。所以，您身体恢复得还不错，而且这个数值今后应该还会继续下降。"

"太好了。"妻子感叹道。

"有服用阿来替尼后治好的患者吗？"我问。

"据我所知，能达到从 CT 图像上看不到肿瘤的人，只有百分之几的比例。"

"那下次我就要成为那百分之几中的一个。"我笑着说。

我体内的那些转移瘤，数量这么多的转移瘤，竟然在短短二十天里基本被消灭了。

离开医院，我和妻子对视了一眼，都开心地笑了。

"真是个奇迹，奇迹发生了。"

"真厉害！太好了，真是太好了！"

也许阿来替尼的威力确实很大，但我想，原因决不仅止于此。迄今为止，我严格的饮食控制带给身体的净化作用，心中一直压抑着的"悲伤"情绪的发泄，以及南伊势大自然治愈的力量，对"灵魂计划"的信赖，最重要的是妻子奉献般的看护和对我的爱，还有一直关心着我的孩子们，我的父母、姐姐和那些来探望我的人，所有这一切汇集成一股巨大的力量，才有了现在的结果。

*　*　*

一周后的血液检查结果显示，我的肝脏功能数值恢复正常，肿瘤标志物 CEA 的数值也在持续下降，于是我可以继续服用阿来替尼。

8 月中旬的盂兰盆节，我出院后第一次回到父母家中。

"其实，我去年虽然没说，但我心里觉得你的身体可能很难撑到年底，所以现在的我真的非常幸福，只要你能活着，对我来说就是天大的幸福了。"母亲说完，拭去了眼角的泪水。

原来母亲是这样想的吗……不，应该说，原来母亲是这样想的啊。

也许在患癌之前的生活中，我无意识地给自己施加了过多的压力和责任，当时的我甚至认为，自己只有跨越了那些障碍、完

成了那些任务，才有存在的价值。但其实不是这样的，人只要好好活着就足够了。活着本身就是一个奇迹，是一种喜悦，也是一份幸福。对我来说是这样，对我的妻子是这样，对我的孩子们也是这样，除了我的家人，还包括每一个在这个世界上生存着的人。只要活着就是非常美好的事，就是能称之为奇迹的事。

8月底，我的身体状态一度不佳，也有停服了类固醇药物地塞米松的缘故，但之后体力就开始逐步顺利恢复。到了10月下旬，我的髋关节和坐骨神经也不再疼痛了，我不仅能正常走路，还能短距离跑步。11月份肿瘤标志物CEA的数值终于到达标准范围，除CEA之外其他的指标，比如ALK和KL-6也都回到了标准范围内。12月底，头上重新长出了头发，我终于可以不用戴帽子了。肺里针扎般的疼痛也逐渐消失，只有极少数时候我才偶尔能体会到针扎似的痛感。

第二年，2018年1月，新拍的CT图像上显示，我的肿瘤原发部位变成了一片白色的影子，井上医生说这大概是癌症留下的某种痕迹，但癌细胞应该不会再活跃了。到了3月份，我的声音也不再沙哑，差不多和患癌之前一样，我又可以正常地说话了。

就这样，癌症在我的人生中烙下了浓墨重彩的一笔，随后又离开了。

人只要好好活着就足够了。

活着本身就是一个奇迹，

是一种喜悦，

也是一份幸福。

第二部分

癌症教会我的事

创造人生奇迹的归敬法则

自从癌症从我身体里消失之后，已经过了大约两年的时间。幸运的是，癌症并没有复发，我的体重也增加了 6 公斤，原先那个皮包骨似的身体上也长回了一些肌肉和脂肪。

"医生，现在我体内的癌细胞已经不再活跃了，这种情况能算是康复了吗？"几天前进行定期复查时，我问井上医生。

"您现在的状态非常接近康复，我想病情应该可以算是暂时控制住了。"井上医生这样说着，开心地笑了。

是的，现在癌症已经基本从我体内消失了。因为我的体力还没有完全恢复，所以我暂时辞去了拳击教练一职，但我还可以继续做培训讲师。

有时我走在街上，还是会想起那种呼吸困难的感觉，上楼梯时还会想起髋关节的疼痛，坐在电车的座位上时也会记起坐骨神经疼痛的感觉。在如今安稳的日常生活中，伴着这些令人怀念的痛觉，偶尔会有一个疑问从我的脑海中掠过：

从确诊癌症到癌症从体内消失的这十一个月里，我经历绝望、放弃挣扎后，突然获得至高无上的幸福，这种难以描述的体验究竟有什么意义？

患癌期间，我就像在玩角色扮演游戏，随着场景的切换，我遇到了许多人，体验了许多事。

我从患癌的经历中获得了什么？又发生了怎样的变化？癌症

想展现给我的是什么样的风景？我的"灵魂计划"想让我经历些什么？参加寺山先生举办的互助会时，我抽到的卡片上写着"目的"，卡片上面还画着用锄头从山上开采发光矿石的人。画中的山是什么意思？锄头指什么？发光的矿石又有什么意义？

现在，我想尝试用自己的方式来探究这些问题。

39 生病的原因

　　生病，也就是身体变得不健康，而不健康的背后是有理由的。据我思考，致病的原因有四类，分别是：身体的原因、心理的原因、情绪的原因和"灵魂"的原因。

　　接下来，我将分别进行探讨，希望给现在正在生病的人或没有生病的人提供一些参考。

（1）身体的原因

　　身体的原因是指给身体带来负担的生活习惯。我以前白天做培训讲师，晚上做拳击教练，几乎**每天从早到晚都在工作，不曾因为身体疲惫而停止过，反而认为这才是自己的生活方式。**

我常常无视身体的疲劳，让自己的身体时刻处于紧张的状态，持续不断地给身体带来伤害。我们的自主神经由交感神经和副交感神经组成，人在紧张的状态下，交感神经会占据优势地位，使人处于一种兴奋的状态。而我的交感神经几乎每天都处于兴奋状态，也就是所谓的成瘾状态。

白天在许多人面前讲课，晚上沉浸在拳击这个不允许失败的世界里，这就是我以前的生活。虽然的确收获了一些充实感和成就感，但同时身体也在不断地被疲劳侵蚀损耗。

妻子一直劝我多休息、早点睡觉，但我从来不听。每天晚上十点之后才吃晚饭，从不泡澡只洗淋浴，如此一来，我的身体便长时间得不到休息。

据说癌细胞偏好体温低的人，通常，人在紧张时血管会收缩，导致手脚冰凉、血液循环不畅，体内因此堆积了大量的活性氧，活性氧过量会进一步损伤正常的细胞，而癌细胞就是由于身体修复受损细胞时 DNA 复制错误产生的，每天人体生成的癌细胞能达到五千个。

另外，人在紧张状态下，白细胞内的淋巴细胞也会减少，而淋巴球对消灭癌细胞是不可或缺的，但因为我的身体长期处于紧张状态，淋巴球不断减少。我想，正是我这些使交感神经兴奋、对刺激成瘾的生活习惯，给癌细胞提供了增殖空间，更加速了癌细胞的增殖。

感到疲惫却不休息当然会导致疾病的发生，生活节奏要做到张弛有度，但我原来并没做到这非常重要的一点。其实，维持健康的根本是身体的放松和保暖。

（2）心理的原因

心理原因指的是"生活方式"。在本书的第一部分中提到过，我的父亲是一个非常严格的人，从小我就经常被他指出"这里错了""还要这样做""还远远不够"，等等。站在父亲的角度，这是对我的教育，但我却误以为父亲不爱我，为此感到难过，与父亲渐行渐远。

因为得不到父亲的认可，我在内心深处总觉得自己是个失败的人。因为不想承认自己的失败，所以我努力变得完美，去获取周围人的认可。但是，没有人是完美的。**正因为我的目标是变得完美，所以才总会注意到自己的不完美，然后进行自我批评。**这样一来，父亲批评的声音一直留在我的脑海中。

这也正是我不停工作的原因。我一直追求完美，作为培训讲师，我渴望在面向学员的满意度调查中获得满分；作为拳击教练，我也渴望带领的选手能百战百胜。

如果结果稍稍不尽人意，我就会被失落和无力感包围，又回到最开始的自我认知，即认为自己是个失败的人。我不喜欢这一认知，也不想认为自己是失败的。

这些造就了我追求尽善尽美、不断加速前进的生活方式。我的身体就像一辆刹车失灵的跑车，这样充满压力的生活方式，自然会导致疾病的发生。

虽然是老生常谈，但我认为，重要的是要接受失败的和不完美的自己，并珍而重之。

（3）情绪的原因

东方传统医学认为，每种负面情绪都会堆积在相应的脏器中。其中代表性的有，"愤怒"堆积于肝脏，"恐惧"堆积于肾脏，"悲伤"堆积于肺。

我因为非常喜爱父亲却又得不到他的认可而感到悲伤。"我是不被爱着的""像我这种人没有被爱的资格"，我的这些想法，让内心的悲伤情绪在不知不觉间像滚雪球似的越滚越大。

在与癌症斗争的过程中，母亲曾对我说，父亲是真的很爱我，但我从来没想过父亲会爱我，一时间怔住，感到无法理解。因为在我的一贯认知中，父亲应该是不爱我的，我也从来没对父亲的爱抱有期待。

每次接近父亲，我都会因他的话语而感到遍体鳞伤，这种悲伤情绪带来的绝望让我屏蔽了所有来自父亲的爱，在父亲和我之间竖起了高大宽厚的墙壁。现在回头再看，我明白了那些全都是我的误解，但那时我还是个孩子，并不理解父亲的心。

我所患的肺癌源于我自己内心培养的悲伤情绪。这一情绪在肺部不断堆积，超过了某一阈值后打开了 DNA 的"开关"，导致癌细胞增殖。

正因如此，接受沙织的心理咨询，在住院前向父亲坦陈自己的心声，释放出自己体内堆积的悲伤情绪，这些做法对我的癌症治疗起了很大的作用。

（4）"灵魂"的原因

个人认为，"灵魂"是我患癌最根本的原因。据说人在出生之前，这一生的人生蓝图就已经被绘制好了，父母是谁、和谁相遇、和谁结婚、和谁离别，等等。包括我身患肺癌而且是 4 期这件事，也是人生蓝图，即我的"灵魂计划"中的一环。

也许还有身体、心理和情绪等其他原因，但我想，如果不是按照"灵魂的计划"，患肺癌这件事并不会实际发生在我身上，因为那些身处在更严苛的环境中的人们，也并不是每一位都身患癌症。与他们相比，我是在相对优渥的成长环境里长大的。

那么为什么患癌的会是我呢？我认为最合理的解释就是，这是我"灵魂的计划"。

"灵魂"不会对事情做出是非好坏的判断，做出判断的反而是从出生以来就不断发展的"自我"（ego）。"灵魂"是不死的，所以也不会本能地去回避死亡，"灵魂"只是想要获得更多的、有趣的体验，包括死亡在内。

我的"灵魂"也许想要体验"肺癌4期"这件事，幸运的是，在我"归敬"（在后文中我会对该词做详细解释）之后，从我身体内部传来了胜利的信号。也就是说，在我今世的人生蓝图中，原本就设定好了"经历肺癌，劫后重生"的这一情节。

眼前发生的事越是难以接受，就越是需要从"灵魂"角度给这件事情赋予意义，这样才更容易让人变得冷静下来。

"发生的事情是不是'灵魂'想要获得的体验？"

"是不是'灵魂'想通过这次的体验积攒经验值？"

如果能给发生的事赋予更宏观的意义，就能相对客观地看待这件事。河野先生所说的"如同乘坐电梯提升自身视点的高度，视野便会更加开阔，就能明白眼前发生的事有什么意义"，也是同样的道理。

著名心理学家维克多·弗兰克尔博士在其著作《追寻生命的意义》中提倡的意义疗法（logotherapy，协助患者从生活中领悟自己生命的意义），被公认为是"赋予意义的疗法"。我想，从"灵魂"的角度进行意义的赋予可以更进一步提升自身视点的高度。

虽然现在尚不清楚"灵魂"是否存在，现代科学也无法给出证明，但如果通过"灵魂"的视点可以客观地俯视自身状况和感情的话，对我们的生活来说就已经足够有意义了。

从以上四种观点来看，**疾病在某种意义上其实是一个警钟，它让我们暂时停下来，回顾过去匆忙流逝的每一天，警醒我们现在的生活方式出了问题。**

我们在生病时，心里想到的可能是上述四类中的任何一种原因，虽然不知道具体是哪种，但疾病要传递给我们的信息，正是包含在我们偶然出现的直觉之中。

但是，不管患病过程有多么痛苦，如果不回顾，不追寻意义，不真正理解它，我们就只是疾病的牺牲者，白白浪费了这份难得的痛苦体验。

不仅仅是疾病，上述内容也适用于所有的人生经历。

就像在我决定住院的第二天，藤子女士曾对我说过的那样，要时刻牢记"一切事情都是自己决定的，自己促成的"。不要责怪他人和环境，要认识到事情的发生是自己的责任，这样才能打开通往未来的门。

但这种责任意识并不是罪恶感，不要认为"疾病是自己导致的，都是自己的错"，而是要让自己从疾病中获得成长。**虽然有必要反省，但并不需要自责。**

最关键的是，你想选择作为人生的主角，还是作为人生的牺牲者来体验这一生。

如果能将疾病或痛苦的体验当作人生中一种固定的仪式，并从中获得成长，下一次再遇到类似的事时，我们就不会不知所措了。

所有的经历都是为了自己的成长。

人生中没有失败，所有的失败都是为了积累经验。

40 我的生还之道

现在回想一下，我确诊癌症后的经历就像在黑暗中走钢丝，以下是我对在这一过程中得到的体验的回顾。

（1）确诊肺癌 4 期

刚开始被确诊为肺癌 4 期的时候，我夜夜无法入眠，内心充满了对癌症的恐惧，脑海中全是医生的脸和声音。对死亡的不安笼罩着我，这种状态令人痛苦。我想，恐怕所有确诊过癌症的患者都曾有过同样的体验。

幸运的是，我具备一些心理学的知识，可以把这种恐惧发泄出去。美国著名心理学家尤金·简德林独创了一种叫作"聚焦"

（focusing）的心理疗法，这是一种捕捉心中的"情绪"，并将
其转换为语言释放出去的方法。

在本书的第一部分中提到过，当时我把脸埋在枕头里，把体
内汹涌的情绪转换成语言，通过大喊释放出去。喊声要大，还要
不遗余力。将所有情绪都排出体外后，虽然身体会感到疲劳，但
随之而来的却是如释重负的感觉和心灵的惬意。于是我终于可以
冷静下来，勇敢面对眼前肺癌 4 期这道巨大的难关了。

**我们很难在恐惧的状态下前进，被恐惧扼住喉咙时，更是寸
步难行**。不只是面对癌症，也包括面对其他任何事物的恐惧。这
就需要我们把内心中的恐惧、不安等沉重的情绪排解出去。通过
绘画、文字、语言、喊叫，甚至是踢打、扔东西的形式，总之，
要将心中"负面情绪具有的能量"全部发泄出去。

如果不能做到彻底发泄，我们就容易裹足不前。

（2）不要逃跑，要战斗！

人在遭遇危机时一般会采取两种行动，即"逃跑"或"战斗"，
这是人类在狩猎和采集时代就形成的反应模式。

举一个非常通俗的例子，如果眼前突然出现大型食肉动物，
你会怎么做？

同样，在遭遇"癌症确诊宣判"这种心理上的危机时，我们
也会无意识地在"逃跑"或"战斗"中进行选择。

选择"逃跑"就意味着将治疗疾病这件事全部托付给医生和医院，自己不直面治疗。意味着自己不想了解关于治疗的内容和可怕的病情，所以把一切都交给医院和医生，尽量不去想生病这件事。或者认为医院推荐的治疗方法是完全正确的（因为这样想能更安心），放弃了本来自己可以做的尝试，只依赖于医院的治疗，对医生言听计从。

虽然医术高超的医生有很多，但医生不是神，只有自己能保全自己的生命。也许有人能侥幸从食肉动物那里逃生，但因为癌症本来就在自己体内，所以患者永远也无法完全摆脱，癌症 4 期更是如此。

当时我毅然选择了"战斗"这一生存模式，我那要强的自我在心中握拳宣示"一定会活下去"，然后投身于战斗中。如果我当时选择"临阵脱逃"，大概最后也不会得救了吧。

现在回头再看，可以说，救了我的是我的觉悟，也就是接受事实，直面事实，不完全依赖医生，做所有自己力所能及的事。

在我看来，**面对医生所说的消极的预言，患者表现出绝不接受的那份魄力极为重要。**如果接受了预言，恐怕就真的会成为医生所说的那样。**正因为人生的主角是自己，所以自己的生命要由自己来决定。**

我是做了什么才让癌症消失的呢？简单来说，我是以人生中前所未有的努力去调查、去实践，这样的状态一直持续了大约九个月。

在病情不断恶化的情况下，这个过程对我来说是一场严酷的战斗，但正因为我有强烈的自我意识，不断提醒自己"这场战斗，绝对要活下来""这场战斗我决不能输""输就意味着死亡"，之后，我的归敬才有意义。

所以，选择战斗的时候就要不遗余力，能通过自我的力量来改善局面当然最好不过。如果不行，那么接下来要做的就是归敬。

在我曾经的认知中，我只知道一旦陷入危机，先不能想着逃跑，要战斗，要做一切能做的事，直到获得自己能接受的结果为止。但现在我知道了，面对疾病还有另一个选项，那就是爱它。寺山心一翁先生常挂在嘴边的"爱你所患的癌症"，体现的就是面对疾病最好的态度。

我是在归敬之后才达到这个境界的。在我尽力想要活下去的时候，癌症是我恐惧的对象，我很难对它产生喜爱之情。所以，要想到达"爱疾病"的境界，需要先在内心进行各种各样的冒险和尝试。

（3）在积极和消极间摇摆

积极的思考方式其实是一道难以跨越的障碍，但我在确诊肺癌 4 期的情况下，如果不能保持积极乐观的态度，转眼间就会被消极情绪所掌控。

人在身患疾病的时候都会情绪低落，患癌症后更甚。为了不落入消极情绪的旋涡，时常保持积极乐观就变得尤为重要，这也是治疗疾病的对症疗法之一。

我们一旦被消极情绪所控制，被拖入消极情绪的无底深渊，就很难再回到正常状态。但保持积极的心态就能克服一切困难吗？我认为答案是否定的。积极只是"应急避险"的一种手段。

我在尽力想要活下去的时候,常常提醒自己保持积极的心态，绝不说丧气话。我反复把"我一定会治好的"说给其他人和自己听，通过这样来给自己洗脑。只想着"我会康复"，决不听否定的声音。当时和我见面的人看到的都是我自信满满的样子，总能听到我说"我会治好""我会康复"，我自己也下定了决心要恢复健康，但往往稍一放松，就能听到死神的声音回响在脑海里，说我可能没希望治好了。

越是想保持积极，相应的消极情绪就会越强烈。积极和消极是同一种能量的两极，我努力保持积极的想法越强烈，同样，强烈的消极情绪也会时不时地向我袭来，我就像在积极和消极之间摇摆的不倒翁。

也可以从"理智"和"感情"背离的角度来理解积极和消极的关系。我的理智告诉我"我可以康复"，并且全身心地投入到调查一切治疗方法中去，制订计划后付诸行动。但感情却在问自己"真的能治好吗？""治不好了吧？""三个月后我还能活着吗？"。

于是我头脑中的"理智"和"感情"陷入矛盾，与这两个部分相关的脑细胞各自发出不同的信号，使我处于极度混乱状态。

显意识和潜意识也是同样。显意识是自发选择的"理智"和"感情"，潜意识存在于更深层次，也叫作前意识。我的显意识总是认为"我能康复"，但由于身体的病痛或内心原本存在的对于癌症的固有观念，让我潜意识里觉得"可能没办法治好了"。显意识能保持的时间很短，而潜意识持续的时间要长得多。

于是，我的每一天基本上都在恐惧中度过，每当我突然意识到自己有消极想法时，就会迅速对其加以否定，告诉自己"我能治好，要保持积极乐观的心态"。这样的过程反复出现，令人很疲惫。

连参禅的高人都很难做到时常以客观的视角看待并控制自己的意识，只是一介凡人的我更不可能一直保持着自己的显意识。

积极的另一面是消极。从"理智"和"感情"的背离以及显意识和潜意识的相对关系来看，如果我拼命想要保持积极的思考方式，反而会助长消极情绪的力量，在积极和消极之间摇摆的幅度也会进一步增大，反而会带来更多的消极情绪。

既然"积极"和"消极"是同种感情的两面，控制自己的理智和感情难如登天，并且永远保持积极的思考方式几乎不可能做到，那么我认为，想达到下一个新的思想境界，就要先跨越积极的思考方式这道障碍。

我想，通往这一新境界的大门就是归敬。

（4）归敬

因脑肿瘤而被医生建议紧急住院治疗后，我抬头望着候诊室的天花板，不可思议的是，我并不绝望，反而有一种解脱之感。仿佛我所处的空间都发生了变化，整个世界都轻盈起来。

我一直坚信靠自己的力量一定可以找到解决问题的办法，但因为对目前患癌的情况已经束手无策，现在我对这一想法也有所释怀。

我想，现在我才真正做到放弃了此前一直执着的自我，也有人称之为"归敬"（surrender）。

"surrender"在词典里有"交付"，即"离开土地或建筑，并将其移交与他人"的意思，还有"（军事上的）投降，或屈服、顺从于某种感情"之意。相较而言，我所说的"归敬"更接近于第二个意思。我所顺从、所屈服的不是某种"感情"，而是比自己"更大的存在"，比如更高的自我、浩瀚的事物、虚空以及"道"，我的感觉同屈服于这类事物的感觉最为相似。

我是一个顽固的人，一直有很大的自我（ego）。正因如此，很多事情就算痛苦也要自己努力克服。在被诊断出肺癌 4 期后，我也像以前一样相信能够靠自己活下去，从而开启了以求生为目标的"生存模式"。当我做了诸多尝试、做了我能做的一切事却全都无功而返的时候，我意识到自我的无能为力。不，是不得不意识到这一点。

正因为反抗很彻底，才输得一败涂地。正因为完全没有借口和退路，比如还有某种方法我没有尝试，我顽强且固执的自我才彻底举起了白旗。不像我这么自我的人，可能在更早的阶段就开始归敬了，具体时间根据不同个体而有所不同。

以前我常读的书里有这样一段内容，我想这正是归敬的含义，因此想在这里同大家分享。

生命是一条河流

河流是连续的

没有起点，没有尽头

也没有方向

它常停留在此处

（中略）

有两种可能

你与生命战斗

秉持自己的目标来对抗生命

所有目标都成为你的私有

你试图强行给生命赋予某种形式

你试图强迫生命与你同行

而你，你们，只不过是极为渺小的一部分

（中略）

但是，还有另一种可能

事实上，也是唯一理想的生存方式

是同河流一起流动

与河流各自分开

与河流融为一体

甚至感觉不到分离

不，你是河流的一部分

又不只是其中一部分

你融入其中

你成为河流

没有任何分离

当不战斗时，你即为生命本身

当不战斗时，你广阔无垠

在东方，这种不战斗的状态被称为"归敬"

是对生命的信赖

不是对自我"内心"的信赖

而是对"整体"的信赖

不是对部分的信赖，而是对整体的信赖

不是对内心的信赖，而是对存在的信赖

生命是一条河流，而且是一条大河。迄今为止，我一直在以"自我的力量"对抗大河的洪流。一定要靠自己的力量再多做点什么！必须要用自己的力量控制局面！不要屈服于河流，反抗，战斗，不要放弃！

凭着或多或少的力量和技术，我在河里挣扎着前行至今。但这次，肺癌 4 期这一强力的逆流，终于让我变得无能为力。被激流吞噬，才感受到自己原来这么渺小，做了这么多徒劳的努力。

自我进行抵抗是出于对身不由己的恐惧，自我的执着是出于对失去的恐惧，自我做出判断，是以为只要遵循过去的做法就能安心。

当我舍弃这些自我的抵抗、执着和判断，将自身交付于"生命"这条永恒的河流时，毫无疑问，我人生的流向也发生了变化。

从我决定紧急住院治疗后，一件件事就像按照时间表制订好的一样相继发生，最终在使用分子靶向药物后，癌细胞逐渐减少了。

有人问我："surrender 是投降的意思，但投降和放弃有什么不同呢？"

我认为最大的不同在于内心的状态。归敬的基础是对超越自己的存在所持有的信赖，因此内心基本处于轻快而安心的状态。

把自己交付给更大的存在，能带来安全感、轻松感和自我肯定，就好像稳坐在大船上的那种气定神闲之感。如果我们乘坐的大船是"无所不容的最高存在"，它就永远不可能沉没，可以安心乘坐。

与此相对，放弃是一种自我否定，即认为自己力有未逮。也是对他人的否定，觉得自己变成这样全是别人的过错，是社会的责任，从而否定伟大的生命的洪流，做出抵抗、怀疑、判断这些带有强烈自我特征的行为。并且还会受到现实的重重阻挠，不能与生命之河的流向保持一致。我想，投降和放弃之间最大的不同正在于此。

另外，虽说放弃的另一面是希望，但放弃和希望是同一个阶段的两端，在同一阶段的两端之间来回摇摆。在没有跨越积极的思考方式带来的障碍时，人们会极力通过理智去"相信"某一事物，而归敬阶段的表现则是信仰。

既不怀抱希望，也未曾放弃，希望和放弃都是自我的产物。只有全心全意地信赖生命的河流，将自身交付给生命的河流，这才达到了归敬的境界。在行动上，"放弃"是指即使有自己能做的事，也认为自己做不到而不付诸行动；归敬则是全盘接受眼前的情况，只做自己能力范围内的事情，轻快而放松地采取行动。

归敬的境界具有二元性，在这里不存在左或右、上或下、希望或放弃、积极或消极、善或恶，也不存在过去或未来。只有"此时，此刻"，只有纯粹的"当下"。

现在的我还无法长时间地驻留在这一境界，但哪怕能有一瞬的体验，对我今后的人生也是一笔巨大的财富。

可以说，归敬是现在的我所处的原点。

（5）了解"灵魂的计划"

决定住院的第二天，也就是在归敬之后的第二天，我明白了患癌原来是我"灵魂的计划"。虽然以前也在书中读到过"灵魂的计划"，但当时只是理解了意思，并没有完全认同。而这次我能从心底认同"灵魂的计划"，是因为自我的声音没那么强了。

就像本书第一部分中河野先生的比喻一样，拓宽自己的视野是很重要的。不管面对什么困难，停留在一层只会徒然增添痛苦。只有通过探究困难的意义，才能发现其背后"灵魂的计划"。当身处一层时，感情和理智都是一团乱麻。当我们乘坐电梯往上走，到三层时看到的景色已经有所不同，再向上到五层、十层、二十层，乃至五十层，我们站得越高，看得越远。

现在发生在自己身上的事是什么？为什么这件事会发生在自己身上？通过这件事能给自己带来什么样的体验？换言之，我们的"灵魂"想得到什么样的体验？弱化自我混乱恐惧的声音，寻求眼前所发生事情的另一面的意义，这就是了解"灵魂的计划"。

对"灵魂"来说，经历本身不分好坏，它只关注经历的内容和过程。但从"灵魂"这一视角来审视当下的经历，就能够理解现在自己身上发生的事，获得一份沉着和冷静。

当我明白了我的"灵魂"是想体验肺癌 4 期这件事时，心中还涌出一股无凭无据的自信，我想这既然是我"灵魂的计划"，那么一定有办法战胜癌症。这也许是出于对自己"灵魂"的信赖，也是来自于我"灵魂"的信息，这和之前我的理智一直对自己所说的"我能康复"完全是不同的性质。来自理智的"我能康复"有一种站在悬崖边的焦急和迫切，在归敬之后的"我能康复"，就像是"黎明终将到来"或是"冬去春来"那样，是习以为常的事，我知道它会发生，它也理所当然会发生。也许是因为我的视野变得开阔了，所以能看得更远。

那么我的"灵魂"想通过肺癌 4 期得到什么样的体验呢？是转移瘤所带来的痛苦、自我彻底的抗争、在积极和消极之间摇摆的情绪，还是绝望？

我想，答案应该是归敬吧。"灵魂"想要通过我的肉体和精神获得归敬这一体验，通过归敬，从肉体痛苦的状态中脱离，达到另一精神层面。

归敬之后眼前的世界都会发生改变，似乎很有趣，来体验一下吧！就在这次的人生中制造一个体验的机会，虽然会有些痛苦，但没关系，最终一切都会如愿的。

实现归敬的过程确实是痛苦的体验，但越痛苦收获越大。我个人虽然并不想经历这份痛苦，但我的"灵魂"制订了这样的计划。

（6）释放负能量

接受了"灵魂计划"后的第二天，我和父亲做了一次坦诚沟通，释放了从儿时积攒的"悲伤"这一负能量。以前由于我对父亲的误解和回避，我心中的"悲伤"不断膨胀，这次通过向父亲倾吐心声，才把心中深植的"悲伤"连根拔起。

"您能顺利地说出来真是太好了，其实很多情况下，坦诚沟通的最后都是以口角和争吵收场的。"后来，给我做心理咨询的沙织说。

是啊，无论是父母还是孩子，为对方所做的行为都是出于为对方着想，而且父母也是普通人，在受到责怪和抱怨时也经常会否认或反击。

这样看来，当时父亲没有一句辩解也没有一句反驳，全盘接受了我的话，可见他是真的很爱我。父亲的态度始终坦荡磊落，我所认为的不被爱只是我自己制造出的臆想。我当时通过直接向父亲本人倾诉来宣泄情绪，这种方式十分有效，但现在想来也有很大的风险。如果发展成口角和争吵，就可能导致我体内的负能量进一步堆积，所以在这一点上还要感谢我的父亲。

后来我仔细想了想，发现还有其他坦诚沟通的方法。比如**有一种方法是不直接对本人说，而是向可以信赖的人或**沙织那样的**心理咨询师倾诉，或是一点点地把自己的感情和心理阴影不加掩**

饰地告诉当事人，久而久之也能达到宣泄情绪的效果。 还可以用另一种方法将负能量释放出去，比如我之前**通过喊叫来发泄不安和恐惧。也可以采用艺术疗愈的方法，以绘画的形式释放出体内堆积的负能量。此外还有捏黏土、砸东西、大喊、打沙袋或者记日记等方法，总之，关键是要意识并捕捉到自己体内的负能量，再将它排出体外。**

发泄出引起癌症的那些负能量后，我感受到了身体的变化，身体释放出沉重的东西之后明显轻松了许多。也是由于上述原因，我更加坚信自己能够康复，因为"灵魂"和身体都在告诉我这件事，它们说我的病是可以治好的，虽然还不知道具体方法。

（7）治愈自己、爱自己

以我的经验来说，并不是将负能量发泄出去后就万事大吉了。释放负能量之后的身体，就像遭到轰炸后的城市街道，虽然火已经被扑灭了，但还剩下堆积如山的瓦砾和冒出的阵阵浓烟。而且，受伤的孩子还在废墟中，一直以来，体内横冲直撞的负能量让他遍体鳞伤，奄奄一息。因此必须要治愈他的伤，抚慰他的心。要倾听心中这个孩子的声音，给他一个拥抱。

我住院时，曾每天在病床上一边听吉田亚纪子的《爱会回响》这首歌，一边拥抱自己。在本书第一部分中写到过，我心中的孩子是上小学低年级时的自己，穿着有些脏兮兮的体操服。凭着我的一些零零碎碎的记忆，上小学低年级时的我似乎是个不折不扣的问题儿童。我经常听母亲说，当时因为我的不懂事她有多么辛苦，比如我上幼儿园时因为对女园长大喊"老太婆"，最后被叫到园长办公室罚站，还曾经掀过班主任老师的裙子，又被罚站，当时的我基本上每天都会被训斥。

上小学后的我也总是受到批评，几乎每天不是在教室后面罚站就是在走廊里罚站，或者被要求搬桌子坐到讲台前面对着黑板。那时我经常在走廊罚站的过程中就不见了踪影，打碎过体育用品仓库的玻璃和教室的花瓶，还曾把青蛙带进教室扰乱课堂，是个非常令人头痛的学生。我上小学一年级时，每天学生家长都要和老师交换各自写的日记，只有我的交换日记上有一栏叫作"今天的刀根君"，老师会根据我每天的表现在这一栏上面画圆圈、三角或是打叉。这样看来，父亲采取严厉的教育方式也无可厚非。

那时的我像小动物一样，做事全凭好奇心和情绪，完全不计后果。这样的我理应被训斥，但也会因训斥而受伤。不过马上就好了伤疤忘了疼，然后又被训斥。所以批评我的人也会采取越来越严厉的方式，由此形成恶性循环。

我本人也不是没有反省过，但基本上转头就忘，然后又开始做这些让人头痛的事。因此虽说我理应受到责骂，但这些责骂也会在我心中留下伤痕。我心中的那个孩子一直在被否定、被训斥、被批评，然而我没有感知到他的存在。于是那个被忘记的、受伤的、幼时的我一直留在我的内心深处，蜷缩在黑暗的角落，直到我患癌之后才第一次得知他的存在。我心中的那个孩子一直在向外发送着求救信号，但我为了保护那个存在于想象中的"有能力且强大"的自我形象，下意识地忽略了他。

在归敬之后，我放下了那个"有能力且强大"的自我，才清晰地听到那个孩子的声音。我在病床上体会那个孩子的心情，同他说话，在吉田亚纪子清澈的声音中拥抱他。每当我这样做，都治愈了自己心中的孩子所受的伤。我能感觉到一股暖流注入心田，心中的废墟在逐渐重建。

我试着对自己心底那个遍体鳞伤的孩子说"我最喜欢你""我爱你"，直到他满意了为止。抚平那个孩子受到的创伤后，我才获得了真正意义上的新生。

（8）吸引奇迹

我觉得我真的很幸运，能够拥有稀有的 ALK 突变基因，可以服用分子靶向药物。

出院之后，我知道了虽然一开始那家大学医院说要给我做 ALK 基因检测，但其实并没有做，只是告诉我需要花些时间，需要送去海外检测，所以我等了两个半月也没等来结果。为什么在 ALK 基因检测都没有进行的情况下就推荐我参加临床试验呢？我不知道答案。但如果当时我真的参加了临床试验，很可能已经不在人世了吧，至少不会像现在这样，身体在渐渐好转。

但我可以说，在 2016 年 9 月的那个阶段，ALK 这个选项还没有在我眼前出现，这是事实。2016 年 ALK 没有出现，但 2017 年它来到了我身边。2016 年我还没有把它吸引过来，2017 年我却成功了。其中有什么原因呢？只是因为运气的好坏吗？所谓的运气又是什么？是碰巧？或是偶然？

我认为影响运气的正是"吸引力法则"。我周围的人里有运气好的，也有运气差的。换言之，有人能吸引好事，也有人会吸引坏事。但神奇的是，那些总是爱抱怨"运气真差""做不到"的人，往往不太走运。相反，如果询问那些运气很好的人为什么能这么幸运，就会发现他们经常认为自己的幸运是理所当然的，或称自己得到了老天的眷顾。

我试着在量子力学的背景下思考"运气"这个问题，然后发现，以前我一直以为"运气"不能人为改变，但事实也许并非如此。在本书第一部分中提到了少量"吸引力法则"理论，这个理论近似于以量子力学为基础的"生活方法论"。量子力学理论认为，我们的身体和这个世界都是由基本粒子构成的，基本粒子比原子还要小，是物质的最小单位，也是量子力学的主要研究对象。

量子力学的世界是不可思议的，以下是我所知道的几个代表性例子：

① 量子力学认为空间由极小的基本粒子构成。

② 空间中充满能量，可以称之为能量空间。

③ 基本粒子的存在状态包括显现态和隐身态，在观测上表现出随机性。

④ 在这个世界中万物都是有联系的，没有观察者和被观察者的区别。

⑤ 基本粒子的世界没有空间和距离的概念。

⑥ 时间并非从过去流向未来，过去和未来同时包含在此刻。

⑦ 未来和过去并没有必然联系。

⑧ 未来存在无限多个平行世界。

上述这些例子很像是在描述科幻世界，但国际上的物理学家们对此进行了认真的研究，其中也有几例已经通过实验或计算得到了证明。但由于量子力学的世界与我们原本认识的世界差异太过悬殊，所以很难想象。

量子力学为我们提供了超越自身看待世界的视角。如果以大海和浪花的关系来比喻整体（世界）和个人的关系，可能会更容易理解。这个世界就像无边的大海，我们每个人只不过是其中一朵小小浪花。每朵浪花都不相同，今后也不会出现两朵完全一样的浪花，但我们彼此是不可分离的。也就是说，大海代表整个量子世界，浪花则代表量子世界中的每个人。

用这个例子来类比现实，人与人、人与物质、人与空间、人与事件都是相互联系的，没有什么是彼此分离的。人们常说"世界是一个整体"，这在量子力学中是事实。我们人类因为具有很强的自我意识，所以常会误认为自己可以脱离量子大海，我们只有超越自我才能体会到与世界整体之间的联系，当意识到自己只是量子海洋中的一朵浪花时，心境会不可思议地平稳下来。

现在让我们从量子力学的视角来看看自己的身体。我们的身体是能量空间和基本粒子的集合，可以把它想象成云中极小的冰粒，云代表能量空间，冰粒则是基本粒子。如果眼前有一副量子眼镜，我们就能观察到身体的组成成分不是物质，而是近似于能量的旋涡。我们的理智和感情也是能量，它们就像涌动的能量旋涡中闪现的雷电，用脑电图仪可以检测它们发出的电信号。

既然身体和理智、感情都是能量，能够彼此联系、相互影响，那么理论上理智和感情能量也可以影响构成身体的基本粒子，控制细胞内 DNA 的"开关"。

其实，很多大学和研究所已经进行过各种实验（比如筑波大学村上和雄教授的实验等），证明了感情和理智可以控制 DNA 的"开关"。这大概可以解释说十万次"谢谢"，或是像寺山先生那样把爱给予癌症的原因吧。

那我做了些什么呢？当时我的目标明明足够明确，就是要消灭癌症，要恢复健康，但我的癌症却并没有消失，这是为什么？

大概是因为我的理智背离了我的感情。我的理智一直强调要消灭癌症、恢复健康，但我的感情却持消极态度，觉得自己终究会死，这样一来构成身体的基本粒子就不能接收到明确的信号，导致病情不断恶化。因此在归敬之前，我是无法恢复健康的。

归敬之后，我心中产生了能够康复的坚定信念，这一信念虽然毫无根据，但却统一了我理智和感情的"频率"以及方向，这一信念被发射到量子的世界，量子的海洋在一段时间后回馈给我符合这一信念的现实，即ALK、阿来替尼以及身体在二十天内逐渐好转。

想要吸引理想的未来，关键是要让感情和理智的"频率"及方向一致，而且这两者缺一不可。

量子力学认为未来存在无限多个平行世界。虽然有些难以置信，但量子力学提出，过去和未来是不存在的概念，一切都只存在于现在。"过去"只是脑海中残留的记忆，"未来"只是对今后的预想，实际上时间这一概念描述的只是"此时，此地"，而"此时"，也就是现在会永远持续。

这是什么意思呢？从量子力学的观点来说，我们眼前存在着无限多的未来，每一个未来都有可能实现，不，因为每一个未来都存在于"此时，此地"，从这一点来说，它们已经存在了。

可以将其类比成角色扮演游戏，游戏剧情会根据主人公的角色选择而改变，这样可能更好理解。主人公如果选择了角色A，那么接下来的剧情就会沿着角色A的人物方向发展，结局也会改变。如果选择角色B，后续剧情和结局又有不同。在玩游戏时，我们只能体验到所选角色的情节和结局，但其实整个游戏过程中还有无数的选项、剧情和结局，这些剧情和结局都存在于游戏中，只是没有被玩家体验到而已。

人生不也是一样的吗？"此时，此地"这个空间里已经为我们准备好了所有的选项、剧情和结局，而且每一个选项后续的发展都真实存在。

在我未来的无限种可能中，应该有癌细胞扩散至全身然后死去的未来，同样也有身体康复的未来。而在这无限种可能性里，我经历了发现ALK、可以使用分子靶向药物等各种事，最后到达了那个身体康复的未来。所以关键是：我们想要到达哪一个未来？想要经历哪种剧情和结局？

那么怎样才能到达理想的未来呢？怎样才能让我们自身与理想的未来建立联系呢？

下面是我个人的一些见解。

（9）通往理想未来的方法

迄今为止，我都努力掌控着自己的未来和人生。为做到这一点，我不断地思考，制订有效的计划，遵循PDCA行动原则（计划—执行—检查—行动），我一直以来的生活方式让我习惯于开动脑筋思考、做计划、考虑各种可能性。但这次我彻底失败了，就像在拳击场上被对手击败。我遵循一贯的做法，却并没有得到想要的未来。

那么我应该怎么解决当下的问题？

回答是，顺其自然。

虽然这一回答听起来不太实际，但我说的是事实。重要的不是具体行为，而是生活态度，或者换一个更易懂的说法，是你将会变成什么样子。

那我们要变成什么样子呢？

答案是**从现在开始，就要努力"变成"那个生活在理想未来中的自己。**

现在回想起来，当初住院时的我已经成为了"痊愈后恢复健康的我"。虽然体内的癌细胞还未消失，但心态上我已经完全恢复健康了。我内心坚信我的癌症可以治愈，虽然当时我还是一名癌症患者，但我知道并且相信总有一天我会恢复健康，这一点从我住院时填写的调查问卷中也可以看出来。我这种坚信能够康复的生活态度，放射出的能量汇入量子海洋，经过一段时间后给我带来了突变丰度达到100%的ALK基因。如果我的生活态度能够保持稳定，我的理智和感情就能保持稳定，向量子海洋中发射的信号也能保持稳定。因此我能更快地让那个理想的未来成为现实。

就相当于预支"未来的自己"，捕捉生活在理想未来中的自己，并让现在的自己与未来的自己频率一致，这样现在的自己就成为了那个未来的自己。将生活在理想未来的自己的理智、感情和做出的选择作为现在生活的基准，不断感知未来的自己，这样我们就能自然而然地和理想的未来建立联系，理想的未来就能成为现实。

但在建立联系的过程中还有需要注意的地方。首先，理想未来成为现实的方式可能是意想不到的，很多情况下往往伴随着出乎意料的事。比如我对拥有 ALK 基因这件事其实完全不抱希望，当时我只是坚信我能够恢复健康，但具体通过什么方式来恢复健康我却一无所知，只把一切托付给了"伟大的存在"。如果过度思考实现理想未来的计划和方法，结局还是会和原来一样被困在"理智"的世界里。之所以思考如何实现理想未来不能奏效，是因为它完全基于过去的经验，不能预测意料之外的事。

思考依赖于过去的经验或已经发生的事，所以不会涉及有趣的、奇迹般的或令人惊讶的事，而奇迹之所以被称为奇迹，就是因为它超乎想象。所以从结论来说，我们只需要设想出一个理想的结果，其他的事不需要去思考，不去思考理想未来的实现方法，胡思乱想的做法更是要毅然舍弃。

至于具体做法，用一句话来概括就是要保持好心情。我住院时，每天什么也不想，听着鸟鸣声和海浪声愉快度日，每一天都是放松、平缓、闲适的。那时护士曾对我说："我们护士站的人都说，真不明白刀根先生明明癌细胞已经扩散到全身了，为什么还能那么平和，每天都笑呵呵的。"反倒是如果畏惧癌细胞增殖，因身体不适而痛苦，对未来感到悲观，那么代表悲观情绪的信号就会被发射到量子海洋，而一旦这些令人恐惧的未来成为现实，那可就糟糕了。由此可见，保持好心情很重要，很多与吸引力法则相关的书上也都提到过这一点。

自我是执着的，会抵抗，会做出判断，这些是自我本身的机能。但自我也会阻碍对未来世界的吸引，因为它会对不能理解的事物感到不安，找各种借口和理由否定眼前展现的梦一般的理想世界，或者由于过分执着而阻碍与量子海洋之间的信号交换。如果想要到达理想的未来，就不要听从自我的声音，要明白自我的声音只代表了恐惧和不安。

接受眼前发生的事，不判断，不抵抗，不执着于自己目前所拥有的一切。这就是归敬所代表的生活方式。

我把前文所述进行了一个总结。

① 与生活在理想未来的自己建立联系。

② 感知生活在理想未来的自己。

③ 让"未来的自己"成为"当下的自己"（以未来的自己为基准统一理智和感情的步调）。

④ 专注于保持好心情，不去想多余的事。

⑤ 接受眼前发生的事，不做抵抗。

（10）新的生活方式

自从出院后，我一直想要遵循某种生活方式。

具体如下。

道常无为而无不为，是谓无为自然之"道"。

这是在大约 2500 年前，中国的老子所著的《道德经》中的一句话。老子否定了"为"这一有意识的行动，他有一句著名的话即"为无为"，意思就是"以无为的态度去有所作为"，按照"无为"的原则去做事，克服付诸行动时由理智所产生的不安和恐惧，信赖万物（道）。

正如老子所说，我们只有与万物（道）的能量融为一体，才能超越自我，那么想做成的事自然会做成，一切都会各得其所。要时刻调整自己的生活态度，也就是要通过把握理智和感情，和理想未来中的自己相联系，让未来的自己"生活在此时"。全力应对眼前发生的情况，不要后悔过去发生的事，也不要对未来尚未发生的事感到不安和恐惧，致力于享受"此时"的人生。我想这就是无为自然的生活方式。

以自我为中心的生活方式是通过行动（Do），得到结果（Have），并为此感到幸福（Be），所以这种方式经常要先采取行动，得到结果后才能收获幸福，幸福是依赖于结果的，没得到想要的结果就不会幸福。遵循这种生活方式的人就像跑轮上的仓鼠，无意识地不停奔跑、不停行动。我觉得他们一点也不幸福。

与此相对，不执着于结果的生活方式是幸福→行动→结果，即先感到幸福，再在幸福的基础上决定我要做的事，最后收获结果。按照这种生活方式，我们一开始就拥有幸福，所以幸福无需依赖结果，即使最后没能得到想要的结果，我们的心态也不会受到影响，可以保持愉悦的心情。

最后，极致的生活方式是幸福→结果，也就是无为而无所不为。我认为老子是将"吸引力法则"运用到极致的大师，我也一直以老子的"道法自然"为生活目标。

至于在寺山先生互助会上抽到的那张卡片的意义，以及上面画着的在山上用锄头开采发光矿石的人，我想这些是在告诉我，想要遇到真正的自己，必须先破坏原有的自己。山就是原有的我，顽固的自我，那个对原有的我施加破坏的锄头就是癌症，而闪闪发光的矿石就是真正的我。正是因为癌症破坏了原有的我，全新的我才能诞生。

身体渐渐康复之后，我依然还是要面对工作和生活上的许多琐事。每一次我的"灵魂"好像都在告诉我，不要执着于自我，要相信人生。"灵魂"指引我将自身交付于人生这条大河，顺其自然，相信自己的直觉。

我不知道我今后的身体情况将会如何，也不知道在今后的人生中我会遇到什么，但我现在不打算去想这些，因为想也无济于事。我现在的生活态度就是努力应对眼前的事，做直觉指引我做的事，愉快地度过每一天。

如今的生活是一场恩赐，难得有再活一次的机会，我想贯彻充满快乐的、能让自己感到喜悦的生活方式，不为任何人，也不为任何身份角色，过去的自己总是被这些所牵绊。在此时，在此地，我要按自己的方式珍惜属于自己的时间，度过自己的人生，否则就是对生命的浪费，也是对不能充分享受人生这场游戏的遗憾。

"灵魂"是为了体验人生、游戏人生才来到这个世界的。人终有一死，我不知何时死神会再次到来，也说不定癌症会复发，这些谁都无法预料。但是，如果那一天真的到来，我想对死神说：

"这一生真是有趣，我过得非常开心，已经心满意足了。"